Notfälle in Gynäkologie und Geburtshilfe

T0175250

Wolfgang Distler
Axel Riehn

Notfälle in Gynäkologie und Geburtshilfe

3., aktualisierte Auflage

Mit 63 Abbildungen und 18 Tabellen

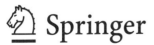 Springer

Prof. Dr. med. Wolfgang Distler
PD Dr. med. Axel Riehn
Universitätsklinikum Carl Gustav Carus
Klinik und Poliklinik für Frauenheilkunde und Geburtshilfe
Fetscherstraße 74
01307 Dresden

ISBN-13 978-3-642-25095-8   ISBN 978-3-642-25096-5 (eBook)
DOI 10.1007/978-3-642-25096-5

Die Deutsche Nationalbibliothek verzeichnet diese Publikation in der
Deutschen Nationalbibliografie; detaillierte bibliografische Daten sind im Internet
über http://dnb.d-nb.de abrufbar.

Springer Medizin
© Springer-Verlag Berlin Heidelberg 2001, 2006, 2012

Planung: Dr. Sabine Höschele, Heidelberg
Projektmanagement: Ina Conrad, Heidelberg
Lektorat: Annette Wolf, Grimma
Projektkoordination: Eva Schoeler, Heidelberg
Umschlaggestaltung: deblik Berlin
Fotonachweis Umschlag: © Mathias Ernert, Krankenhaus Salem, Heidelberg
Satz: Fotosatz-Service Köhler GmbH – Reinhold Schöberl, Würzburg

Gedruckt auf säurefreiem und chlorfrei gebleichtem Papier

Springer Medizin ist Teil der Fachverlagsgruppe Springer Science+Business Media
www.springer.com

Vorwort zur 3. Auflage

Vor 11 Jahren erschien die 1. Auflage des vorliegenden Taschenbuches. Wenn nunmehr die 3. Auflage notwendig wurde, so verdeutlicht dies, dass Darstellung und Umfang des Buches den Ansprüchen der Leser entsprochen hat.

Die fällige Neuauflage gab Gelegenheit, das Buch gründlich zu überarbeiten. Dies trifft insbesondere auf die Kapitel zu, die sich mit der Schockbehandlung und Reanimation des Erwachsenen sowie mit der Notfallversorgung des Neugeborenen beschäftigen. In diesem Zusammenhang nennen die Verfasser insbesondere Herrn Dr. Wolfram Lorenz, der als Oberarzt der Klinik und Poliklinik für Anästhesiologie und Intensivtherapie die notwendige Expertise einbrachte. Als weiterer Mitautor konnte Herr Prof. Dr. Mario Rüdiger, Bereichsleiter Neonatologie und Pädiatrische Intensivmedizin, gewonnen werden, der die Gestaltung der diesbezüglichen Buchkapitel übernahm. Wir danken auch für die zahlreichen kritischen Hinweise und Stellungnahmen, die uns von Ärzten verschiedener Fachrichtungen übermittelt wurden. Über eine weitere Unterstützung durch Ratschläge und Kommentare würden wir uns freuen.

Schließlich sind die Verfasser dem Springer-Verlag zu Dank verpflichtet, insbesondere Frau Dr. Ina Conrad, die mit großer Geduld die Überarbeitung des Buches begleitete. Last not least gilt unser besonderer Dank Frau Annett Kruse und Frau Pia Schlimper, die in bewährter Weise bei der Erstellung neuer Abbildungen und Tabellen sowie bei der endgültigen Reinschrift des Manuskripts maßgeblich geholfen haben.

Dresden, Frühjahr 2012
W. Distler
A. Riehn

Vorwort zur 2. Auflage

Die rege Nachfrage, die unser »immer griffbereites Taschenbuch« fand, hat bereits nach kurzer Zeit eine Neuauflage erforderlich gemacht. Offenbar hat das Buch als Informations- und Entscheidungshilfe mit seinem straff strukturierten und stichwortartigen Charakter viele Leser angesprochen. Wenn sich dadurch auch eine bessere Notfallversorgung der gynäkologisch-geburtshilflichen Patientinnen ergeben hätte, so wäre das Hauptanliegen der Autoren erfüllt.

Neben der notwendigen Aktualisierung wurde diese Neuauflage um einige Kapitel ergänzt. Dies trägt der Tatsache Rechnung, dass nicht nur Frauenärzte, sondern auch Ärzte fast aller anderen Fachdisziplinen und ebenso das nichtärztliche Rettungsdienstpersonal mit Notfällen im Bereich der Frauenheilkunde und Geburtshilfe fortwährend konfrontiert werden. Wir haben uns bemüht, den Ansprüchen des genannten Personenkreises gerecht zu werden. Wenn uns dies nicht in allen Punkten gelungen sein sollte, so bitten wir um konstruktive Anmerkungen und Kritik seitens der sachkundigen Leserschaft.

Erneut gilt unser Dank allen, die an der Neuauflage des Buches mitgewirkt haben: Als Verantwortliche des Springer-Verlages möchten wir Frau Elisabeth Narciß und seitens der Kolleginnen und Kollegen Frau Prof. Dr. Thea Koch und Herrn Prof. Dr. Roland Schwarze nennen, außerdem Frau Annett Kruse und Frau Pia Schlimper für die Geduld bei der Manuskriptüberarbeitung.

Dresden, Herbst 2005
Wolfgang Distler
Axel Riehn

Vorwort zur 1. Auflage

Ein Notfall bedeutet die akute Gefährdung vitaler Funktionen, sodass unverzüglich ärztliche Hilfe notwendig ist. Dabei wird die Elementargefährdung durch überwiegend symptombezogene Sofortmaßnahmen bekämpft. Oft erst nach Überwindung der lebensbedrohlichen Situation und nach diagnostischen Überlegungen kommen spezifische gynäkologisch-geburtshilfliche Maßnahmen zum Tragen. Zudem hat der geburtshilfliche Notfall häufig die Besonderheit, dass das ungeborene Kind im Vordergrund der ärztlichen Bemühungen stehen muss.

Bei allen Notfällen spielt der Faktor Zeit eine große Rolle. Infolgedessen muss der Arzt in der Lage sein, unverzüglich und zielsicher zu handeln. Das vorliegende Taschenbuch soll dabei als immer griffbereite Informations- und Entscheidungshilfe dienen. Aus diesen Gründen wurden die einzelnen Kapitel und Abschnitte schematisch strukturiert und in stichwortartigem Charakter geschrieben. Auf die Darstellung pathophysiologischer Zusammenhänge und Überlegungen zur Auswahl der jeweils geeignetsten Therapie wurde bewusst verzichtet. Unsere Therapieempfehlungen dürfen jedoch nicht als immer gültiger Standard aufgefasst werden, der blind einzuhalten ist. Vielmehr muss der behandelnde Arzt nach Erfahrung und Können den Notfall individuell handhaben und die therapeutischen Maßnahmen entsprechend der Gesamtsituation umsetzen.

Unser Dank gilt allen, die an der Fertigstellung des Buches beteiligt waren: den verantwortlichen Mitarbeitern des Springer-Verlags, besonders Frau Dr. Annette Zimpelmann, den Kolleginnen Frau Prof. Dr. Thea Koch und Frau Dr. Edeltraud Kurt sowie Frau Pia Schlimper für die außerordentliche Hilfe bei der Manuskripterstellung.

Dresden, Frühjahr 2001
W. Distler
A. Riehn

Inhaltsverzeichnis

Abkürzungsverzeichnis

AED	Automatische externe Defibrillation
AF	Atemfrequenz/min
Amp.	Ampulle
AP	Alkalische Phosphatase
AT III	Antithrombin III
BB	Blutbild
BE	Base excess (Basenüberschuss)
BE	Beckeneingang
BEL	Beckenendlage
BIP	Biparietaler Durchmesser
BGA	Blutgasanalyse
BSG	Blutsenkungsgeschwindigkeit
BZ	Blutzucker
Charr	Charrière, Maßeinheit für Durchmesser (1 Charr entspricht $1/_3$ mm)
CK	Kreatinkinase
CKMB	Kreatinkinase, Isoenzym
CPR	Kardiopulmonale Reanimation
CPAP	Continuous positive airway pressure
CRP	C-reaktives Protein
CT	Computertomografie
CTG	Kardiotokografie
DD	Differenzialdiagnose
DIP	Dezeleration der fetalen Herzfrequenz
DM	Dauermonitoring
DR	Dammriss
EDTA	Äthylendiamintetraessigsäure
EEG	Elektroenzephalogramm
EK	Erythrozytenkonzentrat
EKG	Elektrokardiogramm
EU	Extrauteringravidität
EW	Eiweiß
FFP	Fresh frozen plasma
FHF	Fetale Herzfrequenz
FRO	Frontookzipitaler Durchmesser
FSP	Fibrin-/Fibrinogen-Spaltprodukte
G	Gauge (Injektionsnadeldurchmesser)
GOT	Glutamat-Oxalacetat-Transaminase
GPT	Glutamat-Pyruvat-Transaminase
h	Stunde
Hb	Hämoglobin
HbF	Fetales Hämoglobin

HBDH	2-Hydroxybutyrat-Dehydrogenase
HCG	Choriongonadotropin
HDM	Herzdruckmassage
HF	Herzfrequenz
HHL	Hinterhauptslage
HIV	Human immunodeficiency virus
Hkt	Hämatokrit
IE	Internationale Einheiten
i.m.	intramuskulär
i.U.	im Urin
IUGR	Intrauterine Wachstumsretardierung
IUP	Intrauterinpessar
i.v.	intravenös
ICR	Interkostalraum
kg KG	Kilogramm Körpergewicht
KSE	Kopfschwartenelektrode
I	Liter
LA	Lokalanästhesie
LDH	Laktatdehydrogenase
Lsg.	Infusionslösung
LSR	Lues-Such-Reaktion
MAP	Mittlerer arterieller Druck
min	Minute
Mio.	Million
MM	Muttermund
MRT	Magnetresonanztomografie
NA	Nabelarterie
NMH	Niedermolekulare Heparine
PDA	Periduralanästhesie
PEA	Pulslose elektrische Aktivität
PEEP	Positive end-expiratory pressure
PG	Prostaglandin
PMN	Polymorphkernige neutrophile Granulozyten
p.o.	per os
PPSB	Prothrombinkomplex-Konzentrat
PTCA	Perkutane transluminale koronare Angioplastik
PTT	Partielle Thromboplastinzeit
PTZ	Prothrombinzeit
QF	Querfinger
RR	Blutdruck
s.c.	subkutan
s	Sekunde
SL	Schädellage
SpM	Fetale Herzfrequenz, Schläge/min
SST	Schwangerschaftstest

Abkürzungsverzeichnis

SSW	Schwangerschaftswoche
TRQ	Thoraxquerdurchmesser
U	Units (Einheiten)
US	Ultraschall
V.a.	Verdacht auf
VE	Vakuumextraktion
VF	Kammerflimmern
VT	Ventrikuläre Tachykardie
VT	Vorangehender Teil
z.A.	zum Ausschluss
ZVD	Zentraler Venendruck
ZVK	Zentraler Venenkatheter

Akute Notfälle

1.1   Schock

■ **Definition**

»Schock« ist ein Sammelbegriff, unter dem Zustände von lebensbedrohlichem Kreislaufversagen zusammengefasst werden. Im Schock kommt es zur ungenügenden Gewebeperfusion mit einem Missverhältnis zwischen Sauerstoffangebot und -verbrauch und nachfolgender hypoxisch-metabolischer Schädigung auf zellulärer Ebene bis zum Zelluntergang.

Man unterscheidet folgende Schockformen:

— Volumenmangelschock (hypovolämischer Schock): Blut-, Elektrolyt-, Wasserdefizit
— Septischer Schock: Einschwemmung von pathogenen Mikroorganismen und deren Toxinen
— Anaphylaktischer Schock: IgE-abhängige anaphylaktisch bedingte schwere, generalisierte Antigen-Antikörper-Reaktion. IgE-unabhängige anaphylaktoide Überempfindlichkeitsreaktion mit akuter Verteilungsstörung des Blutvolumens
— Kardiogener Schock: kritische Verminderung der Förderleistung oder Füllungsbehinderung des Herzens infolge Kreislaufobstruktion mit nachfolgender inadäquater Versorgung der Organe

1.1.1   Volumenmangelschock (hypovolämischer Schock)

■ **Ursache**

— Abort, Extrauteringravidität, Plazenta praevia, vorzeitige Plazentalösung, Uterusruptur, Rissverletzungen sub partu, atonische Nachblutung
— Karzinomblutung, Uterusperforation, Verletzungen im Genitalbereich
— Wasser- und Elektrolytverlust bei Ileus, Peritonitis und Hyperemesis

■ **Klinik**

Kalter Schweiß, Blässe, Zyanose, Kältezittern, Tachykardie, Pulsus celer et parvus ($RR_{syst.}$ <90 mmHg, Puls >100/min), plötzlicher Blutdruckabfall >40 mmHg, Tachypnoe, Unruhe, Angst, Verwirrtheit, kalte Extremität (Zentralisation), kollabierte Halsvenen (DD zum kardiogenen Schock), Oligurie (<20 ml/h)

Sofortmaßnahmen

— RR und Pulsoxymetrie
— Lagerung flach, Beine hoch (30°, Autotransfusion)
▼

- Stabile Seitenlagerung bei Erbrechen oder Bewusstlosigkeit
- Sauerstoffzufuhr: Maske, Nasensonde, ggf. Intubation und Beatmung (▶ Abschn. 2.1)
- Blutstillung, wenn möglich (Tamponade, Abdrücken von Gefäßen)
- Venöse Zugänge, 2–3 großlumige periphere Verweilkanülen
- Blutverlust abschätzen (◘ Tab. 1.1)
- Volumenersatz, zügig und in ausreichender Menge
- Blutverlust <500 ml: Elektrolytlösung (E 153): max. 40 ml/kg KG/24 h, entspricht 2800 ml/70 kg KG
- Blutverlust 500–1000 ml: 10 % Hydroxyäthylstärke 200 (HAES-steril 10 %, Infukoll HES 10 %): max. 20 ml/kg KG/24 h, entspricht 1400 ml/70 kg KG
- Bluttransfusion bei >150 ml Blutverlust (>30 % des Gesamtvolumens)
- Wärmeverlust vermeiden

▪ Diagnostik und Überwachung

- RR, Pulsoxymetrie, Atemfrequenz
- EKG
- ZVK, ZVD >8 cm H_2O notwendig (▶ Abschn. 2.2, 2.3)
- Abdomen-, Thorax-Röntgen
- US, CT, MRT
- BGA, arteriell und zentralvenös (▶ Abschn. 2.4)
- MAP >65 mmHg anstreben, arterielles DM
- Bilanzierung Ein- und Ausfuhr, Diurese >0,5 ml/kg KG/h über Blasenkatheter

◘ **Tab. 1.1** Schweregrad des Volumenmangels

Blutverlust [ml]	Blutvolumen [%]	Klinik
0–500	0–10	Keine
500–1200	10–25	Tachykardie, abfallender RR, periphere Vasokonstriktion
1200–1500	25–35	Puls >100/min, $RR_{syst.}$ <90 mmHg, Blässe, Zyanose, kalter Schweiß, Unruhe
1800–2500	35–50	Puls >120/min, $RR_{syst.}$ <60 mmHg, Zentralisation, Zyanose, Apathie, Somnolenz, Bewusstlosigkeit

- Körpertemperatur
- Labor: BB, CRP, Blutgruppe, Kreuzprobe, Gerinnungsstatus (Quick, PTT, PTZ, Thrombozyten, Fibrinogen, FSP, D-Dimere, AT III, Faktoren V, VIII, IX, X, XII, XIII), Elektrolyte, Harnstoff, Kreatinin, BZ, CK, CKMB, GOT, GPT, LDH, HBDH, α-Amylase, Lipase, Laktat
- Bei Schwangerschaft: CTG, US

- **Differenzialdiagnose** (◨ Tab. 1.2)
- Verlustkoagulopathie:
  Störung der Blutgerinnung (keine Koagel, »clot observation test«), verursacht durch Verlust von Gerinnungsfaktoren und Thrombozyten infolge einer akuten Blutung (Blutverlust >1500 ml)

◨ **Tab. 1.2** Differenzialdiagnose der Verlust- und Verbrauchskoagulopathie

Diagnose	Verlustkoagulopathie	Verbrauchskoagulopathie disseminierte intravasale Gerinnung)
Ursachen	Atonische Nachblutung, Placenta praevia, Plazentaretention, Verletzung der Geburtswege, Uterusruptur, Karzinomblutung, Genitaltrauma	Präeklampsie, HELLP-Syndrom, vorzeitige Plazentalösung, intrauteriner Fruchttod, septischer Abort, Fruchtwasserembolie
Labor	Hb <8,5 g/dl entspricht 5,2 mmol/l, PTT ↑, PTZ normal, Thrombozyten <50.000/µl, Quick <50 %, Reptilasezeit normal, Fibrinogen <100 mg/dl, AT III <50 %	BB (Linksverschiebung, Retikulozyten), PTT ↑, PTZ ↑, [a]Thrombozyten <100.000/µl, [a]Quick <50 %, [a]Fibrinogen <300 mg/dl, [a]AT III <50 %, Faktor V <50 %, D-Dimere ↑, [a]FSP ↑
Therapie	EK+FFP im Verhältnis 1:1 – 2:1, Thrombozytenkonzentrat-Gabe ab Thrombozyten <50.000/µl, Substitution von AT III (Kybernin) 1000–2000 IE initial, dann 25 IE/kg KG, PPSB 25 IE/kg KG, Fibrinogen (Haemocomplettan) 1–2 g i.v., Tranexamsäure (Cyklokapron) 0,5–1 g i.v.; kein Heparin, solange Blutungsneigung!	EK, FFP, Thrombozytenkonzentrate, kristalloide Infusionslösung (insbesondere bei Fieber), Substitution der Gerinnungsfaktoren und von AT III (Kybernin) 1000–2000 IE initial, dann 25 IE/kg KG, 1 IE/kg KG = 1 % AT III ↑, Ziel-AT III >80 %, Heparin 300–800 IE/h i.v. über Perfusor (wenn AT III >70 %)

[a] DIG-Score: 3 Parameter pathologisch bedeuten eine manifeste Verbrauchskoagulopathie.

- Verbrauchskoagulopathie:
  Systemische Gerinnungsaktivierung (disseminierte intervasale Gerinnung) mit Verbrauch von plasmatischen Gerinnungsfaktoren und Thrombozyten infolge Einschwemmung gerinnungsaktiver Substanzen

- **Therapie**
- Sicherung der Vitalfunktionen (◘ Abschn. 2.1)
- Kreislaufstabilisierung durch Volumenersatz (ZDV 8–10 cm H_2O)
- Ggf. kontrollierte Beatmung
- Beseitigung der Verlust- oder Verbrauchskoagulopathie (◘ Tab. 1.2):
  - Erykonzentrate bei Blutverlust >30 % Gesamtvolumen (◘ Tab. 1.1). Bei nicht bekannter Blutgruppe EK mit Blutgruppe 0 rh-negativ verwenden!

> ❶ **Cave**
> Durch 3–4 ml/kg EK Anhebung des Hb um 1 g/dl.

  - FFP bei massivem Blutverlust (>3 l/30 min) und Verlustkoagulopathie (◘ Tab. 1.2). FFP ist kein Volumenersatz. Bei nicht bekannter Blutgruppe FFP mit Blutgruppe AB verwenden!

> ❶ **Cave**
> 1–3 EK auf jeweils 1 FFP bei Massivtransfusion.

- Balancierte Substitution der Gerinnungsfaktoren (Verlustkoagulopathie)
- Thrombozytenkonzentrate bei Blutung und Thrombopenie <50.000/µl
- Sedierung bei motorischer Unruhe: Diazepam (Faustan) 2,5–5 mg i.v.
- Analgesie bei Schmerzen: Piritramid (Dipidolor) 3,75–7,5 mg i.v. (Atemdepression!)
- Korrektur von Elektrolytstörungen und metabolischer Azidose: Bedarf von $NaHCO_3$ 8,4 % in ml entspricht dem neg. BE $\times$ 0,3 $\times$ kg KG. Fortlaufende Kontrollen von Säure-Basen-Haushalt und Elektrolyten notwendig!
- Hypothermie (Körpertemperatur <36 °C vermeiden)
- Ggf. Katecholamine (Noradrenalin, Adrenalin)

1.1.2 Septischer Schock

- **Ursache**
- Septischer Abort
- Amnioninfektionssyndrom
- Toxisches Schocksyndrom
- Adnexitis
- Pelveoperitonitis

1

— Urosepsis
— Katheterinfektion

❶ **Cave**
Volumenmangel (intravasaler Plasmaverlust, Vasodilatation), Gerinnungs-störung (disseminierte intravasale Gerinnung) und Multiorganversagen (Lunge, Niere, Leber) sind zu verhindern.

■ **Klinik**
Warme, gerötete, trockene Haut, Fieber >38 °C oder <36 °C mit Schüttelfrost, Tachy-kardie (Puls >90/min), Tachypnoe (Atemfrequenz >20/min), Vigilanzstörungen, Ileus, Oligurie, Leberfunktionsstörungen mit Ikterus, Störung des Gasaustausches, Gerinnungsstörung mit Haut- und Schleimhautblutungen

---

Sofortmaßnahmen

— RR und Puls
— Lagerung flach, Beine hoch (30°, Autotransfusion)
— Sauerstoffzufuhr: Maske, Nasensonde, ggf. Intubation und Beatmung (▶ Abschn. 2.1)
— Venöse Zugänge, 2–3 großlumige periphere Verweilkanülen
— Volumenersatz (▶ Abschn. 1.1.1, Sofortmaßnahmen)

■ **Diagnostik und Überwachung**
Diagnostik und Überwachung entsprechen ▶ Abschn. 1.1.1. Zusätzliche Maßnahmen sind:
— Klinische und technische Untersuchungen zur Klärung des Sepsisherdes (US, CT, MRT)
— Materialgewinnung für Erregerkultur
— Materialgewinnung für Schnelltests zum Antigennachweis (E. coli, Pneumo-, Meningo-, B-Streptokokken, Haemophilus influenzae, Candida albicans, Cryptococcus neoformans, Legionella)
— Blutabnahmen für Infektionsserologie
— Abnahmen für Blutkulturen, 2–3 Abnahmen bei Fieberanstieg und Schüttelfrost
— Labor: BB, CRP, Blutgruppe, Kreuzprobe, Gerinnungsstatus (Quick, PTT, PTZ, Thrombozyten, Fibrinogen, FSP, D-Dimere, AT III, Faktoren [V, VIII, IX, X, XII, XIII]), Elektrolyte, Harnstoff, Kreatinin, BZ, CK, CKMB, GOT, GPT, LDH, HBDH, α-Amylase, Lipase, Laktat, Albumin, Gesamt-EW, Procalcitonin, Inter-leukine

- **Therapie**
- Kreislauf- und Volumentherapie zur Erlangung von: ZVD ≥ 8–12 cm H_2O, MAP ≥ 65 mmHg, zentralvenöse O_2-Sättigung ≥ 70 %, Urinvolumen $\geq 0,5$ ml/kg KG/h
    - Volumenersatz mit kristalloiden und kolloidalen Lösungen (▶ Abschn. 1.1.1, Sofortmaßnahmen)
    - Katecholamintherapie mit Noradrenalin (Arterenol) beginnend mit 0,1–0,2 µg/kg KG/min i.v. und Dobutamin 2–10 µg/kg KG/min i.v.
- Frühzeitig kontrollierte Beatmung, Analgesie und Sedierung bei gestörtem Gasaustausch und erhöhter Atemarbeit
- Temperatursenkung physikalisch (Eispacks) und medikamentös (Metronidazol, Paracetamol)
- Antimikrobielle Therapie: Initialtherapie sofort und breit, nach Erregerisolierung gezielt!
    - Infektionsherd unbekannt: Acylaminopenicilline (Baypen, Piperacillin) + Fluorochinolone (Ciprobay, Tavanic, Avalox) **oder** Breitspektrumcephalosporine (Claforan, Fortum, Maxipime, Rocephin) + Fluorochinolone (s. oben) **oder** β-Lactam-Antibiotika (Meronem, Zienam) + Aminoglykoside (Gentamicin, Refobacim)
    - Infektionsherd gynäkologische Organe oder Darm: Breitspektrumcephalosporine (s. oben) + Metronidazol oder Fluorochinolone (s. oben) + Metronidazol
    - Urosepsis: Breitspektrumcephalosporine (s. oben) + Aminoglykoside (s. oben)
    - Puerperale Infektion: Breitspektrumcephalosporine (s. oben) + Metronidazol
    - Postoperative Wundinfektion: Breitspektrumcephalosporine (s. oben) + Fluorochinolone (s. oben)
    - Peritonitis: Breitspektrumcephalosporine (s. oben) + Metronidazol **oder** Fluorochinolone (s. oben) + Metronidazol
- Heparinisierung: 300–800 IE/h i.v. über Perfusor bei Verbrauchskoagulopathie, wenn AT III >70 %; PTT-Kontrollen!
- AT III <70 %: AT III-Konzentrat (Kybernin) 1000–2000 IE i.v. initial, dann 25 IE/kg KG nach Laborkontrollen alle 2–4 h
- FFP bei Verbrauchskoagulopathie (◘ Tab. 1.2)
- Thrombozytenkonzentrate bei Thrombopenie <50.000/µl
- Ausgleich einer metabolischen Azidose (▶ Abschn. 1.1.1, Therapie)
- Prophylaxe des Nierenversagens und bei Oligurie (<30 ml/h): Furosemid (Lasix) bis 1500 mg/24 h i.v. (▶ Abschn. 1.4)
- Herdsanierung durch Operation oder großzügige Drainierung nach Kreislaufstabilisierung und Therapie der Verbrauchskoagulopathie (◘ Tab. 1.2)

1.1.3 Anaphylaktischer Schock

- **Ursache**
- Medikamente: Penicillin, Sulfonamide, Lokalanästhetika, jodhaltige Röntgenkontrastmittel, kolloidale Volumenersatzmittel (Dextran, Gelatine), Jodide, Pyrazolone und Acetylsalicylsäure
- Fremdeiweiße und Polysaccharide: Insekten- oder Schlangengifte, Viren, Vakzine, Organextrakte und Allergenlösungen zur Desensibilisierung

- **Klinik**

Meist schlagartiges Auftreten, Juckreiz, Heiserkeit, Erythem, Urtikaria, Quincke-Ödem, Dyspnoe, Stridor, Bronchospasmus, Glottisödem, Schwindel, Verwirrtheit, Krampfanfall und Bewusstseinsstörung, Übelkeit, Erbrechen, Diarrhö, Tachykardie, Hypotonie bis Kreislauf- und Atemstillstand

---

Sofortmaßnahmen

- Allergenzufuhr stoppen!
- RR und Puls
- Lagerung flach, Beine hoch (30°, Autotransfusion)
- Stabile Seitenlagerung bei Erbrechen oder Bewusstlosigkeit
- Sauerstoffzufuhr: Maske, Nasensonde, ggf. Intubation und Beatmung (► Abschn. 2.1)
- Venöse Zugänge, 2–3 großlumige periphere Verweilkanülen
- Volumenzufuhr: Rasche Zufuhr von 500–1000 ml kristalloider Lösungen (► Abschn. 1.1.1, Sofortmaßnahmen)
- Adrenalin (Suprarenin 1:1000) 1 ml mit 9 ml 0,9 % NaCl verdünnen: 1 ml dieser Verdünnung (100 µg) langsam i.v.
- Bei schwerer Hypotonie Noradrenalin (Arterenol) 1 ml mit 9 ml 0,9 % NaCl verdünnen: 0,5–1 ml dieser Verdünnung (50–100 µg) i.v.
- Bei Bronchospasmus: Theophyllin (Euphylong) 5 mg/kg KG langsam i.v.
- Glukokortikoide: Prednisolon (Solu-Decortin) 500–1000 mg einmalig i.v.
- H_1- und H_2-Antagonisten: Clemastin (Tavegil) 2–4 mg i.v. oder Ranitidin (Ranitic) 50 mg i.v.

- **Diagnostik und Überwachung**
- RR, Pulsoxymetrie, Atemfrequenz
- EKG
- ZVK, ZVD (► Abschn. 2.2, 2.3)
- MAP >65 mmHg notwendig

- BGA, arteriell (▶ Abschn. 2.4)
- Thorax-Röntgen
- Labor: BB, Thrombozyten, Quick, PTT, PTZ, Fibrinogen, AT III, Elektrolyte, Harnstoff, Kreatinin, BZ, GOT, GPT, LDH, HBDH, α-Amylase, Lipase, CK, CKMB, Laktat, Histaminspiegel, Mastzell-Tryptase
- Bilanzierung von Ein- und Ausfuhr, Diurese >0,5 ml/kg KG/h erforderlich
- Bei Schwangerschaft: CTG, US

■ **Therapie**
- Sofortmaßnahmen fortsetzen
- Sicherung und Stabilisierung der Vitalfunktionen
- Prednisolon (Solu-Decortin) 3-mal 125 mg i.v. über 24 h als Rezidivprophylaxe

1.1.4 **Kardiogener Schock**

■ **Ursache**
- Verminderung der Förderleistung: Myokardinfarkt, Herzrhythmusstörungen, Myokarditis, dekompensierte Herzvitien
- Füllungsbehinderung infolge Kreislaufobstruktion: Lungenembolie, Fruchtwasserembolie (▶ Abschn. 5.13), Perikardtamponade, intrakardiale Thromben
- Begleiterkrankungen: Hypertonus, koronare Herzkrankheit, Herzvitien

■ **Klinik**
Blasse, kühle, schweißige Haut, Unruhe, Bewusstseinstrübung, Halsvenenstauung, Zyanose, Dyspnoe, Ödeme, Hämoptoe, Arrhythmien, pulmonale Rasselgeräusche, Oligurie

---

Sofortmaßnahmen
- Hochlagerung des Oberkörpers, Beine tief (Vorlastsenkung)
- Sauerstoffzufuhr: Maske, Nasensonde, ggf. Intubation und Beatmung (▶ Abschn. 2.1)
- Venöse Zugänge, 2–3 periphere Verweilkanülen, Volumenzufuhr sehr vorsichtig!
- Anxiolyse: Midazolam (Dormicum) 1–2 mg i.v.
- Analgesie: Morphin 4–8 mg i.v. (0,05–0,1 mg/kg KG)

- **Diagnostik und Überwachung**
- RR, Pulsoxymetrie, Atemfrequenz, Auskultation
- EKG, Echokardiografie
- Ggf. Pulmonaliskatheter
- ZVK, ZVD, max. 12–14 cm H_2O (▶ Abschn. 2.2, 2.3)
- MAP >65 mmHg anstreben, arterielles DM
- BGA, arteriell und zentralvenös (▶ Abschn. 2.4)
- Thorax-Röntgen, ggf. CT, MRT
- Labor: BB, Thrombozyten, Quick, PTT, PTZ, Fibrinogen, AT III, Elektrolyte, Harnstoff, Kreatinin, BZ, GOT, GPT, LDH, HBDH, α-Amylase, Lipase, CK, CKMB, Laktat, Troponin T, D-Dimere
- Bilanzierung Ein- und Ausfuhr, Diurese >0,5 ml/kg KG/h erforderlich
- Bei Schwangerschaft: CTG, US

- **Therapie**

Die Therapie des kardiogenen Schocks ist eine interdisziplinäre Therapie und wird in erster Linie von den ätiologischen und pathogenetischen Faktoren bestimmt.

- Myokardinfarkt:
  - Oberkörperhochlagerung, Beine tief (Vorlastsenkung)
  - Analgesie: Morphin 2–4 mg i.v. alle 5 min bis Wirkungseintritt
  - Thrombozytenaggregationshemmung: Acetylsalicylsäure (Aspirin) 500 mg i.v. oder ASS- Kautablette 500 mg zur bukalen Resorption
  - Antikoagulation: Heparin 5000 IE i.v.
  - Sauerstoffzufuhr: Maske, Nasensonde
  - Sedierung: Midazolam (Dormicum) 1–2 mg i.v.
  - Vorlastsenkung: Glyceroltrinitrat (Nitrolingual-Pumpspray) 2 Sprühstöße (entsprechen 0,8 mg) oder Nitrolingual-Zerbeißkapseln 0,8 mg, bei Notwendigkeit alle 10–15 min wiederholen. Mit Nitroglycerin-Perfusor (0,3–1,8 µg/kg KG/min i.v.) fortfahren. Kontraindikation für Nitroglycerin: RR_{syst} <100 mmHg, rechtsventrikulärer Infarkt mit Halsvenenstauung
  - β-Rezeptorenblocker: Metoprolol (Beloc) 5 mg alle 3–5 min i.v., 3-mal Wiederholung möglich. Indiziert bei Tachykardie und Hypertonie ohne Dekompensationszeichen!
  - Spezifische Therapie mit Antiarrhythmika oder Kardioversion brady- und tachykarder Rhythmusstörungen
  - Thrombolyse: systemisch mit Alteplase (Actilyse) oder mittels PTCA
- Lungenembolie:
  - Oberkörperhochlagerung, Beine tief (Vorlastsenkung)
  - Sauerstoffzufuhr: Maske, Nasensonde, ggf. Intubation und Beatmung (▶ Abschn. 2.1)
  - Analgesie: Morphin 2–4 mg i.v. alle 5 min bis Wirkungseintritt

— Sedierung: Midazolam (Dormicum) 1–2 mg i.v.
— Antikoagulation: Heparin bis 5000 IE/h i.v. initial (60 IE/kg KG), weiter mit 12 IE/kg KG/h (max. 1000 IE/h), sodass PTT 1,5- bis 2-fach verlängert
— Thrombolyse: Alteplase (Actilyse) bis 50 mg i.v., initial 0,6 mg/kg KG, weiter mit 1,5 mg/kg KG/2 h (max. 100 mg)
— Thorakotomie zur Embolektomie (Thoraxchirurg, Kardiologe, Intensivmediziner)

1.2 Koma

■ **Definition**
Länger anhaltende Bewusstlosigkeit, wobei die Patientin auch durch grobe Reize nicht erweckbar ist.

■ **Ursache**
Nach der Ätiologie unterscheidet man folgende Komaformen:
— Zerebrales Koma:
  Schädel-Hirn-Trauma, intrakranielle Blutung, zerebrale Ischämie, Anfallsleiden, Meningitis, Enzephalitis, Thrombose, Embolie
— Metabolisch-toxisches Koma:
  Leberversagen, Urämie, Hyper-, Hypoglykämie, Hyperosmolarität, Thyreotoxikose, Hypothyreose, Nebennierenrindeninsuffizienz, Hypo-, Hyperkalzämie, Intoxikationen (Alkohol, Sedativa, Hypnotika, Opiate)
— Respiratorisch-kardiovaskuläres Koma:
  Schock, Herz-Kreislauf-Stillstand, Herzrhythmusstörungen, Karotisstenose, Aneurysma dissecans, Hypoxie, Hyper-, Hypokapnie

■ **Klinik**
— Zerebrales Koma:
  Plötzlicher Beginn, Halbseitenlähmung, Babinski positiv (fokale Hirnläsion), Tonuserhöhung (Hirnstammläsion), stereotype Walzbewegungen (subkortikale Hirnläsion), Hyperkinesien (toxische Hirnschädigung), Meningismus, Miosis (Ponsblutung), Anisokorie (Hirntumor, Apoplex, intrakranielle Blutung), Hyperventilation (Mittelhirnschädigung), Cheyne-Stokes-Atmung (Hirndrucksteigerung)
— Metabolisch-toxisches Koma:
  Schwitzen (Hypoglykämie, Hyperthyreose), heiße trockene Haut (Thyreotoxikose), Ikterus (Coma hepaticum), Café-au-lait-Haut (Coma uraemicum), Gesichtsrötung (Coma diabeticum), Blässe (Hypoglykämie), Aceton-Obst-Geruch (Coma diabeticum), leberartiger Geruch (Coma hepaticum), Kussmaul-Atmung

(Coma diabeticum oder uraemicum), Hyperventilation (Thyreotoxikose),
Miosis (Morphine), Mydriasis (Alkohol, Kokain)
— Respiratorisch-kardiovaskuläres Koma:
Zyanose, Tachykardie, forcierte Atmung, kardiale Stauungszeichen, Herzrhyth-
musstörungen

Sofortmaßnahmen

- Atemwege freihalten, ggf. Sauerstoffzufuhr (Maske, Nasensonde, ggf. Intu-
  bation und Beatmung (▶ Abschn. 2.1)
- Aspiration verhindern (stabile Seitenlagerung)
- Venöse Zugänge, 2 großlumige periphere Verweilkanülen
- Volumenzufuhr: Elektrolytlösung (E 153)

Weitere Sofortmaßnahmen müssen sich an der klinischen Symptomatik und der
groben Differenzierung durch die Diagnostik orientieren!

■ **Diagnostik und Überwachung**

- RR, Puls, Atemfrequenz: DD hypertensive Krise, Thyreotoxikose, Addison-
  Krise, Myxödemkoma, Schock, Herz-Kreislauf-Stillstand (▶ Abschn. 2.1)
- Blutzucker: DD Hypo-, Hyperglykämie, Coma diabeticum (◘ Tab 1.3)
- EKG: DD Tachykardie, Rhythmusstörungen (Thyreotoxikose), Bradykardie
  (Myxödemkoma), Myokardinfarkt
- Neurologisches Konsil, US, CT, MRT, EEG: DD Epilepsie, Eklampsie, Apoplex,
  intrakranielles Hämatom, Subarachnoidalblutung
- BGA: DD respiratorische Insuffizienz, Hyperventilation
- Labor: BB, Elektrolyte, CK, GOT, GPT, Kreatinin, Harnstoff, Bilirubin, Alkohol,
  Morphine. DD Elektrolytentgleisung, Coma hypercalcaemicum, Nierenversagen,
  Leberversagen, Intoxikation
- Miosis beidseitig: Morphinintoxikation
- Magenspülung und toxikologische Untersuchungen
- Intensivmedizin: RR, Pulsoxymetrie, Atemfrequenz, Temperatur, ZVK, ZVD
  (▶ Abschn. 2.2, 2.3), MAP, BGA (▶ Abschn. 2.4), Thorax-Röntgen, Urinausschei-
  dung, Magensonde, neurologische Kontrollen

■ **Therapie**
Die Therapie ist eine interdisziplinäre Therapie und wird in erster Linie von der Ätiologie und der Pathogenese bestimmt.

⊡ Tab. 1.3 Differenzialdiagnose Hypoglykämie und Coma diabeticum

	Hypoglykämie	Coma diabeticum
Symptomatik	Plötzlicher Beginn, Hunger, Schwitzen, Angst, Zittern, Kopfschmerzen, Krämpfe, Unruhe, Müdigkeit, Schwäche, Agitiertheit, Aggressivität	Langsamer Beginn, Schleimhäute trocken, Durst, Übelkeit, Erbrechen, Schwäche, Benommenheit, Abdominalschmerz, Aceton-Obst-Geruch, Kussmaul-Atmung
Klinik	Gesichtsfarbe wechselnd, Haut feucht, Atmung und RR normal, Reflexe normal bis gesteigert	Gesamteindruck schwerkrank, Gesicht gerötet, Haut trocken, Atmung tief und schnell, RR erniedrigt bis normal, Muskeln schlaff, Reflexe abgeschwächt
Labor	BZ <50 mg %, Harnzucker negativ (Multistix), Ketonkörper negativ	BZ >400 mg %, Harnzucker positiv (Multistix), Ketonkörper positiv
Therapie	Glukose 20 g i.v. effektiv	Glukose 20 g i.v. ohne Effekt

1.3 Krampfanfall

◾ **Definition**

Plötzliche, reversible Bewusstseinsänderung mit motorischen, sensiblen, sensorischen oder vegetativen Symptomen. Man spricht von Status, wenn die Patientin im anfallsfreien Intervall bewusstlos bleibt.

◾ **Ursache**

▬ Epilepsie
▬ Eklamptischer Anfall (▶ Abschn. 4.6)
▬ Tetanischer Anfall

◾ **Klinik**

▬ Epileptischer Anfall:
Unterschiedliche Ausprägung der Anfallsphänomene, selten länger als 2 min! Meist akut einsetzende, tonische Anspannung der Muskulatur, Überstreckung von Extremitäten und Rumpf, häufig Zungenbiss, sodann klonische Phase mit rhythmischen Zuckungen der Extremitäten. Generalisierter Anfall (Grand-mal) mit tonisch-klonischen Krämpfen oder partieller Anfall auf bestimmte Muskelgruppen begrenzt. Urinabgang, Einkoten, stöhnende Atmung, normaler Puls und Dämmerzustand nach Anfall

❶ Cave

Generalisierte Krampfanfälle in Serie führen zum Status epilepticus. Lebensgefahr!

— Tetanischer Anfall:
Krampfanfall bei klarem Bewusstsein, tonisch-klonische Krämpfe, Karpopedalspasmus (Pfötchenstellung), Trousseau positiv, Chvostek positiv

Sofortmaßnahmen

- ▬ Status epilepticus
    - – Aspiration und Zungenbiss verhindern (stabile Seitenlagerung, Gummikeil)
    - – Atemwege freihalten, ggf. Sauerstoffzufuhr (Maske, Nasensonde)
    - – Medikamentöse Initialtherapie: Lorazepam (Tavor) 0,1 mg/kg KG i.v. oder Diazepam (Faustan) 0,25 mg/kg KG i.v. oder Diazepam rektal (Diazepam Desitin rectal tube) 10–20 mg,
    - – bei Unwirksamkeit Phenytoin (Phenhydan) 15–20 mg/kg KG i.v.
- ▬ Bei Schwangerschaft: CTG, US
- ▬ Tetanischer Anfall
    - – Bei Hyperventilation in Plastikbeutel rückatmen lassen
    - – Diazepam (Valium) 5 mg p.o.
    - – Diazepam (Faustan) 5–10 mg langsam i.v.
    - – In schweren Fällen Calcium Sandoz 10 % langsam 10 ml i.v.

❶ Cave

Status epilepticus in der Schwangerschaft ist selten, immer an Eklampsie denken!

- ▪ **Diagnostik**
- — Labor: BB, BZ, Gesamt-EW, Elektrolyte (Phosphat, Magnesium, Kalzium), Kreatinin, Harnstoff, Laktat, CK, GOT, GPT, Myoglobin, Toxikologie-Screening
- — RR, Pulsoxymetrie, Atemfrequenz
- — EKG
- — BGA, arteriell (▶ Abschn. 2.4)
- — Neurologisches Konsil
- — EEG, CT, MRT

- ▪ **Differenzialdiagnose**
Psychogener nichtepileptischer Anfall, Synkope

■ **Therapie**

Weitere medikamentöse Therapie erfolgt entsprechend der Ursache durch Internisten oder Neurologen. Antikonvulsiva unter intensivmedizinischer Betreuung: Thiopental (Trapanal) 4–7 mg/kg KG i.v. oder Propofol (Disoprivan) 1–2 mg/kg KG i.v. (Ultima ratio, Atemdepression, Blutdruckabfall).

1.4 Akutes Nierenversagen

■ **Definition**

Innerhalb von Stunden oder wenigen Tagen auftretendes Aussetzen der Nierenfunktion mit nachfolgendem Anstieg harnpflichtiger Substanzen.

■ **Ursache**

Je nach Lokalisation der Störung unterscheidet man:
- Prärenale Niereninsuffizienz:
  - Schock
  - Exsikkose
  - Nierengefäßverschluss
- Renale Niereninsuffizienz:
  - Zirkulatorisch-ischämische Niereninsuffizienz: Schockniere
  - Toxische Niereninsuffizienz: Sulfonamide, Sulfonylharnstoffe, Aminoglykoside, Penicilline, Rifampicin, nichtsteroidale Antiphlogistika, Cisplatin, Röntgenkontrastmittel, Schwermetallverbindungen, organische Lösungsmittel, Pankreatitis, Virusinfektion
  - Glomerulonephritis, akute interstitielle Nephritis
  - Hyperurikämie
  - Hyperkalzämie
- Postrenale Niereninsuffizienz:
  - Pyelonstein
  - Harnleiterstein
  - Harnblasenstein
  - Subvesikale Harnabflussstörung (▶ Abschn. 1.5, Harnverhalt)

■ **Klinik**

- Oligurie: Urinvolumen/24 h <500 ml, Urinvolumen/h <0,5 ml/kg KG/h
- Anurie: Urinvolumen/24 h <100 ml
- Exsikkose nach vorausgegangenem Flüssigkeitsverlust
- Ödeme als Zeichen der Überwässerung (Lungenödem!)
- Urämie: Schwäche, Benommenheit, Verwirrtheit, Unruhe, Coma uraemicum, zerebrale Krampfanfälle, Nausea, Emesis, Diarrhö, Herzrhythmusstörungen, Perikarderguss, toxisches Lungenödem

Sofortmaßnahmen

- Beseitigung der Ursache oder auslösenden Noxe!
- Volumenmangel ▶ Abschn. 1.1.1)
- Septischer Schock (▶ Abschn. 1.1.2)
- Anaphylaktischer Schock (▶ Abschn. 1.1.3)
- Kardiogener Schock (▶ Abschn. 1.1.4)
- Diuretika: frühzeitiger und paralleler Einsatz, Furosemid (Lasix) nach Bedarf bis 1500 mg/24 h i.v. (Kaliumkontrolle!), ggf. in Kombination mit Dopamin 1–3 µg/kg KG/min i.v.

- **Diagnostik**
- RR, Pulsoxymetrie, Atemfrequenz
- EKG
- ZVK, ZVD (▶ Abschn. 2.2, 2.3)
- Thorax-Röntgen: Überwässerungszeichen, Herzgröße und -konfiguration
- BGA, arteriell (▶ Abschn. 2.4)
- Ultraschall: Nierengröße, Harnaufstau, Konkremente in den Harnwegen
- Labor: BB, Elektrolyte, Harnstoff, Kreatinin, Harnsäure, BZ, Osmolalität, Quick, PTT, PTZ, Thrombozyten, Fibrinogen, AT III, FSP, D-Dimere, freies Hb, Haptoglobin, Coombs-Test, EW, Elektrophorese, GOT, GPT, Bilirubin, LDH, α-Amylase, Lipase, CK, Laktat
- Urin: Volumen, Osmolalität, Elektrolyte, Harnstoff, Sediment, Zucker, EW, mikrobiologische Untersuchung, freies Hb, Myoglobin

- **Therapie**
Die interdisziplinäre Therapie wird in erster Linie von der Ätiologie und der Pathogenese bestimmt.
- Fortführung der Diuretikagabe
- Flüssigkeitsbilanzierung: Ein- und Ausfuhr, Gewichtskontrollen, Ausgleich der Flüssigkeitsverluste durch Fieber, Schwitzen, Hyperventilation, Hyperemesis, Diarrhö, Fisteln
- Dialyse: urämische Intoxikation, konservativ nicht beherrschbare Störung des Wasser- und Elektrolythaushaltes (massive Überwässerung, Kalium >7–8 mmol/l, Natriumretention), rascher Kreatininanstieg, dekompensierte metabolische Azidose

1.5   Harnverhalt

■ **Definition**

Akute, mechanische oder funktionelle Entleerungsstörung der Harnblase.

■ **Ursache**

— Funktioneller Harnverhalt:
Nach Operationen, missglückter Katheterisierung, Geburten, Trinken kalter Getränke

— Mechanischer Harnverhalt:
Prolaps uteri et vaginae, Zervixmyom, Vulva-, Harnblasen-, Urethra-, Vaginalkarzinom, operative Verengung der Abflusswege (Vulvektomie, Kolporrhaphia anterior, Geburtsverletzungen, Inkontinenzoperation), Blutkoagel, Harnleiter-, Harnblasenstein

■ **Klinik**

Quälender Harndrang, Dysurie, Anurie, keine Bewusstseinsstörung (DD akutes Nierenversagen, Urämie)

Sofortmaßnahmen

— Palpation und Perkussion oberhalb der Symphyse
— Ultraschall der Harnblase
— Transurethrale Blasenkatheterisierung
— Harnblasenpunktion und Legen einer suprapubischen Harnableitung (► Abschn. 2.7)

■ **Diagnostik**

— Klinische und technische Untersuchungen zur Klärung der Ätiologie (US, CT, MRT)
— Urologisches Konsil
— Ausschluss eines Harnwegsinfektes

■ **Therapie**

— Die Therapie erfolgt entsprechend der Ursache.

1.6   Akutes Abdomen

- **Definition**

Sammelbegriff für plötzliche, schmerzhafte und häufig lebensbedrohliche Erkrankungen, die mit heftigen Bauchschmerzen, massiven peritonealen Reizerscheinungen und Störungen der Darmmotalität einhergehen.

- **Ursache**
  - Appendizitis
  - Ileus
  - Magen-Darm-Perforation
  - Intraabdominelle Blutung (EU!)
  - Stieldrehung von Adnexe oder Myom
  - Mesenterialinfarkt
  - Bauchaortenaneurysma
  - Bauchtrauma
  - Extraperitoneale Ursachen:
    - Lungen- und Pleuraaffektionen (Pleuritis, Pneumonie, Mediastinitis, Lungenembolie)
    - Kardiovaskuläre Erkrankungen (Myokardinfarkt, Perikarditis, Budd-Chiari-Syndrom)
    - Urogenitale Erkrankungen (Pyelonephritis, paranephritischer Abszess, Hydronephrose, Pyelon- und Ureterstein, Blasenüberdehnung, Ovarialzystenruptur, Endometriose)
  - Pseudoperitoneale Ursachen:
    - Metabolische und endokrine Störungen (Diabetes mellitus, Urämie, Porphyrie, Hypoglykämie, Morbus Addison, Hyperlipidämie)
    - Bluterkrankungen (Leukose, Hämophilie, massive Hämolyse, Schönlein-Henoch-Purpura)
    - Neurologische Krankheiten (Tabes dorsalis, Epilepsie, Neurose, Psychose)
    - Intoxikationen (Arsen, Blei, Methylalkohol, Nikotin, Nitride, Sulfide, Thallium)
    - Kollagenosen (akuter Gelenkrheumatismus, Periarteriitis nodosa, Lupus erythematodes, Dermatomyositis)
    - Infektionen (Malaria, Trichinosis, Pleurodynie, Parotitis epidemica, Mononukleose, Leptospirose)

- **Klinik**
  - Abdominalschmerzen:
    - Plötzlicher Schmerz, umschriebener oder diffuser Druckschmerz, Klopf- und Loslassschmerz

— Schmerzcharakteristika
  – Lokalisation
  – Zeit und Art des Schmerzbeginns
  – Schmerzentwicklung/-ausstrahlung
— Abwehrspannung der Bauchdecken
— Übelkeit und Erbrechen
— Meteorismus und Änderung der Peristaltik
— Verschlechterung des Allgemeinzustandes
— Stuhl- und Windverhalt
— Exsikkose
— Schocksymptomatik

Sofortmaßnahmen

- Lagerung mit Entlastung der Bauchdecke (Knierolle)
- Spasmolyse: Metamizol (Novalgin) 10–20 mg/kg KG i.v. (Dokumentation!)
- Analgesie: Tramadol (Tramal) 1–1,5 mg/kg KG i.v. (Dokumentation!)
- Venöser Zugang
- Volumenzufuhr: Elektrolytlösung (E 153), insbesondere bei Exsikkose und Schock (► Abschn. 1.1.1, Sofortmaßnahmen)
- Magensonde
- Keine Antibiotika
- Keine Opioide
- Keine orale Flüssigkeit oder Nahrung

■ Diagnostik
— RR, Pulsoxymetrie, Atemfrequenz
— Körpertemperatur
— EKG: DD Myokardinfarkt, Perikarditis, Lupus erythematodes
— Labor: BB, Gesamt-EW, Elektrolyte, Laktat, CK, CKMB, GOT, GPT, LDH, α-Amylase, Lipase, Kreatinin, Harnstoff, BZ, AP, γ-GT, Bilirubin, Aminolävulinsäure, Quick, PTT, PTZ, Thrombozyten, CRP
— BGA, arteriell (► Abschn. 2.4)
— Bilanzierung Ein- und Ausfuhr, Diurese >0,5 ml/kg KG/h erforderlich
— Urinstatus (Multistix)
— Thorax-Röntgen: DD Pneumothorax, Pleuraerguss, Atelektase, Zwerchfellhochstand
— Röntgen Abdomen, Leeraufnahme im Stehen: freie Luft, Spiegelbildung, Gasverteilung, Meteorismus
— Ultraschall: DD Blutung, Aszites, Nierenstauung

- CT, MRT
- Magen-Darm-Spiegelung
- Verdachtszeichen für postoperative Peritonitis:
    - Störungen des Allgemeinbefindens:
      Schockzeichen, Oligurie, subfebrile bis septische Temperaturen (trotz Antibiotika!), ausgeprägte Leukozytose (toxische Granulation), Störung im Elektrolyt- und Säure-Basen-Haushalt
    - Erbrechen, verlängerte Magen-Darm-Atonie:
      Magensonde entleert grünbräunliche Flüssigkeit, kein Abgang von Darmgasen (trotz Anusdehnung), Röntgen Abdomen mit Meteorismus, vereinzelte Spiegelbildung, Singultus, Zwerchfellhochstand
    - Abdominalbefund:
      Diffuser Druckschmerz, Dauerschmerz, Abdomenumfang vergrößert, zunehmende Abwehrspannung der Bauchdecken, Douglas-Druckschmerz, verminderte bis fehlende Darmgeräusche, Drainageflüssigkeit übel riechend

■ **Therapie**

Welche Patientin muss eine Notfalllaparotomie erhalten?
- Notfalloperation sofort:
  Massive intraabdominelle Blutung (Tubarruptur), diffuse Peritonitis (Abszessruptur), Magen-Darm-Perforation
- Operation in nächster Stunde:
  Appendizitis, mechanischer Ileus, Stieldrehung von Adnexe oder Myom

Die Therapie des akuten Abdomens ist oft eine interdisziplinäre Therapie und richtet sich nach der Ätiologie und dem Zustand der Patientin.

1.7   Akuter Schmerz

■ **Definition**

Akute Schmerzen weisen auf drohende oder eingetretene Gewebeschädigung hin; sie haben Alarm- und Schutzfunktion. Bei akuten Schmerzen treten ab einer gewissen Stärke vegetative Nebenwirkungen (Hautblässe, Blutdruckabfall, Kollaps) auf.

■ **Ursache**

Schmerzen werden nach ihrem Entstehungsort bzw. der Schmerzursache einer bestimmten Schmerzqualität zugeordnet (◘ Abb. 1.1).

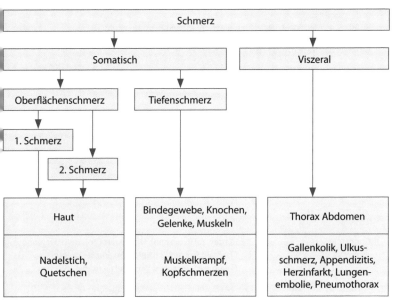

Abb. 1.1 Schmerzqualität nach ihrem typischen Entstehungsort

- **Klinik**
- Somatischer Schmerz:
  - Oberflächenschmerz: zuerst hell, gut lokalisierbar, später dumpf, brennend, schwer lokalisierbar
  - Tiefenschmerz: diffus, dumpf, ausstrahlend, in tieferen Strukturen, meist ohne Assoziation zu auslösendem Reiz, mit vegetativer Symptomatik
- Viszeralschmerz:
  »Eingeweideschmerz«, dumpf, bohrend, wenig begrenzt, schwer lokalisierbar, in der Tiefe, bei großer Intensität mit vegetativer Symptomatik (Kollaps)

- **Diagnose**
- Somatischer Schmerz?
- Viszeralschmerz?
- Entzündung?
- Muskelschmerz?
- Gelenkschmerz?
- Kapselspannung eines Organs?
- Durchblutungsstörung?
- Tumorschmerz?

◘ Tab. 1.4 Wichtige Analgetika bei verschiedenen Krankheitsbildern

Schmerztyp/Krankheitsbild	Analgetika[a]
Somatischer Schmerz	ASS, Diclofenac (Voltaren), Metamizol (Novalgin), Paracetamol (Perfalgan), Pethidin (Dolantin), Piritramid (Dipidolor)
Viszeralschmerz	Metamizol (Novalgin), Pethidin (Dolantin)
Muskelschmerz	Flupirtin (Katadon)
Kolikschmerz	Butylscopolamin (Buscopan), Metamizol (Novalgin), Pethidin (Dolantin)
Kapselspannung	Butylscopolamin (Buscopan), Metamizol (Novalgin), Pethidin (Dolantin)
Ischämie	Pethidin (Dolantin)
Tumorschmerz	Metamizol (Novalgin), Diclofenac (Voltaren), Tramadol (Tramal), Piritramid (Dipidolor), Buprenorphin (Temgesic), Morphin, Fentanyl (Fentanyl)

[a] Dosierung und Nebenwirkungen bei Notfallmedikamenten aufgeführt (► Kap. 8).

- **Therapie**

Die medikamentöse Schmerztherapie spezieller Schmerztypen bzw. Krankheitsbilder ist aus ◘ Tab. 1.4 ersichtlich.

1.8   Vaginale Blutung

- **Definition**

Atypische, vom normalen Zyklus abweichende, starke Blutung aus der Scheide (Metrorrhagie) wird Notfall, wenn Volumenmangelschock droht.

- **Ursache**
- Gynäkologische Ursachen:
    - Zervix- oder Korpuskarzinom (► Abschn. 3.1)
    - Vaginal- oder Vulvakarzinom
    - Unfalltrauma (► Abschn. 3.3, 4.9)
    - Kohabitationsverletzung (► Abschn. 3.4, 3.5)
- Ursachen in der Schwangerschaft:
    - Abort (► Abschn. 4.1)
    - Blasenmole (► Abschn. 4.3)

- Placenta praevia (▶ Abschn. 4.4)
- Vorzeitige Plazentalösung (▶ Abschn. 4.5)
- Uterusruptur (▶ Abschn. 5.8)
- Plazentaretention (▶ Abschn. 5.10)
- Atonische Nachblutung (▶ Abschn. 5.11)
- Verletzung der Geburtswege (▶ Abschn. 5.12)

■ **Klinik**
- Massive Blutung aus der Scheide
- Bei geringer Blutung aus der Vagina und Schocksymptomatik an intraabdominale Blutung denken (Extrauteringravidität, ▶ Abschn. 4.2)

❶ Cave
Bei vaginaler Blutung ist Blutungsort fast immer die Gebärmutter.

Sofortmaßnahmen
- Keine Tamponade der Scheide!
- Starke Blutung vom äußeren Genitale mit steriler Vorlage tamponieren (◘ Abb. 5.2). Bei nicht zugänglicher, lebensbedrohlicher Blutung vorübergehende Aortenkompression (◘ Abb. 5.14)
- Lagerung flach, Beine hoch (30°, Autotransfusion), bei Schwangeren leichte Linksseitenlage (V.-cava-Syndrom!)
- Venöse Zugänge, 2–3 großlumige periphere Verweilkanülen
- Volumensubstitution (▶ Abschn. 1.1.1, Sofortmaßnahmen)
- Sauerstoffzufuhr: Maske (6–10 l/min), Nasensonde (2–6 l/min), ggf. Intubation und Beatmung (▶ Abschn. 2.1)
- Sedierung: Diazepam (Faustan) 5–20 mg i.v.
- Rettungswagen, Rettungshubschrauber

■ **Diagnostik**
- Zusätzliche Maßnahmen zur Diagnostik und Überwachung (▶ Abschn. 1.1.1):
  - Exakte Revision der Genitalregion im Operationssaal
  - Klinische und technische Untersuchung (US, CT, MRT, Darmspiegelung, Zystoskopie)

■ **Therapie**
- Sicherung der Vitalfunktionen und Kreislaufstabilisierung (▶ Abschn. 1.1.1)
- Vorbereitung und Durchführung von operativen Maßnahmen in Abhängigkeit von der Blutungsursache und dem Zustand der Patientin

Notfallmaßnahmen

2.1   **Kardiopulmonale Reanimation**

- **Klinik bei Atem- und Kreislaufstillstand**
- Bewusstlosigkeit
- Pulslosigkeit (Karotispuls)
- Atemstillstand oder Schnappatmung

- **Therapie**

Der Ablauf der kardiopulmonalen Reanimation (CPR) erfolgt nach ◘ Abb. 2.1. Bei Atemstillstand sofort automatisierten externen Defibrillator (AED) holen lassen und Herzdruckmassage (100/min) beginnen. Fortsetzung der CPR nach dem Algorithmus des Advanced Life Support (◘ Abb. 2.2).

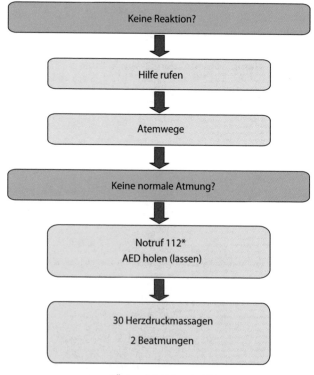

*Österreich/Schweiz 144

◘ **Abb. 2.1** Basismaßnahmen zur Wiederbelebung. AED: Automatisierte externe Defibrillation

Advanced Life Support

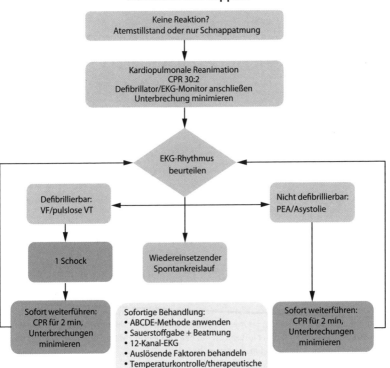

Während CPR:
- Hochqualifizierte CRP sicherstellen
- Handlungen planen vor CRP-Unterbrechung
- Sauerstoff geben
- Atemwegsmanagement und Kapnografie in Erwägung ziehen
- Herzdruckmassage ohne Unterbrechung, wenn Atemweg gesichert
- Gefäßzugang: Intravenös, intraossär
- Adrenalin alle 3–5 min injizieren
- Reversible Ursachen behandeln

Reversible Ursachen:
- Hypoxie
- Hypovolämie
- Hypo-/Hyperkaliämie
- Hypothermie
- Herzbeuteltamponade
- Intoxikation
- Thrombose
- Spannungspneumothorax

◘ Abb. 2.2 Algorithmus des Advanced Life Support bei Kreislaufstillstand. *VF*: Kammerflimmern, *VT*: Pulslose ventrikuläre Tachykardie, *PEA*: Pulslose elektrische Aktivität

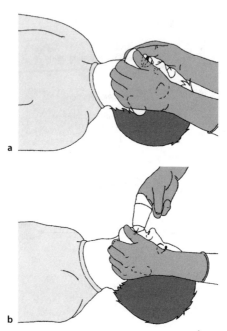

◩ Abb. 2.3 a, b Esmarch-Handgriff mit anschließender Fremdkörperentfernung: Der Helfer umgreift den Kieferwinkel, der Daumen liegt am Kinn der Patientin, deren Hals nackenwärts überstreckt ist (**a**), Fremdkörper lassen sich mit dem Zeige- und Mittelfinger der anderen Hand aus dem Mund- und Rachenraum entfernen (**b**)

❶ Cave
30-mal Herzdruckmassage : 2-mal Beatmung

Die Reanimationsmaßnahmen beinhalten auch die ABCDE-Regel:

- **ABCDE-Regel**

❶ Cave
A = Atemwege freimachen

▬ Rückenlagerung auf möglichst harter Unterlage
▬ Unterkiefer umgreifen, nach ventral und kranial anheben (Esmarch-Handgriff, ◩ Abb. 2.3)
▬ Mund-Rachen-Höhle inspizieren, Fremdkörper entfernen

❶ Cave
B = Beatmung

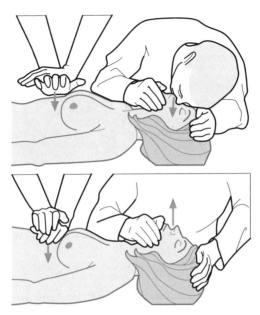

◘ Abb. 2.4 Mund-zu-Nase-Beatmung und Herzdruckmassage (2 Helfer)

━ Atemspende:
  ━ Kopf überstrecken, mit der einen Hand fixieren und Nase verschließen
    (wenn Mund-zu-Mund-Beatmung), mit der anderen Hand Unterkiefer
    nach ventral anheben, alternativ Mund verschließen (wenn Mund-zu-Nase-
    Beatmung, ◘ Abb. 2.4). Nach Inspiration Luft in Nase/Mund einblasen,
    sodass sich der Thorax hebt, Mund kurz wegnehmen, Vorgang wiederho-
    len, sofort weiter mit 30-mal Herzdruckmassage, erneut 2-mal Atemspende
    usw.
━ Maskenbeatmung:
  ━ Hilfsmittel: Guedel-Tubus, Beatmungsbeutel mit Reservoir, Sauerstoffzufuhr
    10–15 l/min
  ━ Richtige Maskengröße
  ━ Richtiges Aufsetzen der Maske (◘ Abb. 2.5): Daumen und Zeigefinger drü-
    cken Maske auf das Gesicht (C-Griff), Mittel- und Ringfinger ziehen Unter-
    kiefer nach vorne und oben und überstrecken den Kopf
━ Guedel-Tubus zum Freihalten der Atemwege
━ Herzdruckmassage und Beatmung im Wechsel 30:2
━ Maskenbeatmung mit 100 % O_2

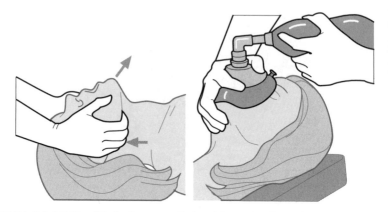

Abb. 2.5 C-Griff und Maskenbeatmung. Maske mit Daumen und Zeigefinger über Mund und Nasenöffnung pressen, mit den restlichen Fingern Kopf in reklinierter Stellung fixieren

> **! Cave**
> **Besser Atemspende oder Maskenbeatmung als Intubationsversuche des Ungeübten.**

- Intubation:
    - Hilfsmittel: Laryngoskop, Endotrachealtubus (30–34 Charr) mit Einführungsmandrin, 10-ml-Spritze zum Blocken, Guedel-Tubus, Beatmungsbeutel mit Reservoir, Magill-Zange, Pflaster zur Tubusfixation, Stethoskop
    - Patientin in Rückenlagerung
    - Kopf durch Unterlegen eines flachen Polsters leicht anteflektieren und zugleich im Atlantookzipitalgelenk nach hinten überstrecken (Abb. 2.6)
    - Rechte Hand: ein Finger zieht Oberkiefer zu sich und spreizt mit den anderen Fingern und dem Daumen die beiden Zahnreihen
    - Linke Hand: Laryngoskop von rechts her einführen, sodass die Zunge nach links vorn weggeschoben und die Epiglottis sichtbar wird. Anheben der Epiglottis nach ventral und kranial, bis Kehlkopfeingang (Stimmritze) sichtbar
    - Rechte Hand: Tubus von rechts lateral her transglottisch in die Trachea einführen
    - Blockierungsmanschette aufblasen
    - Guedel-Tubus als Beißschutz einlegen
    - Auskultation beider Lungen, Kapnometrie zum Ausschluss einer Fehllage des Tubus
    - Beatmungsfrequenz 12–14/min

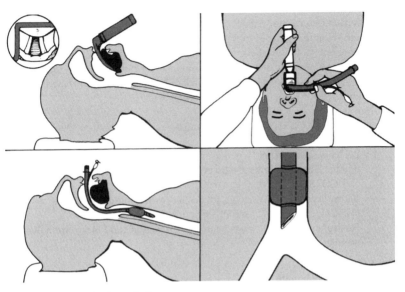

□ Abb. 2.6 Endotracheale Intubation

❶ Cave
C = Zirkulation (»circulation«)

- Herzdruckmassage (HDM):
    - Harte Unterlage, flache Rückenlage
    - Druckpunkt: Sternummitte, übereinandergelegte Handballen (□ Abb. 2.4)
    - Drucktiefe: mindestens 5 cm, senkrecht zur Körperachse, Körpergewicht voll einsetzen
    - Kompression rhythmisch, Druck- und Entlastungsphase gleiche Dauer
    - HDM-Frequenz: 100/min
    - Möglichst aller 2 min Wechsel der ausführenden Person
    - Nach Intubation kontinuierliche HDM und Atemfrequenz (12–14/min)

❶ Cave
30 Herzdruckmassagen : 2 Beatmungen sowohl bei Ein- und Zwei-Helfer-Methode!

❶ Cave
D = Medikamente (»drugs«)

— Adrenalin (Suprarenin 1:1000): 1 ml mit 9 ml 0,9 % NaCl verdünnen: 5–10 ml dieser Verdünnung (0,5–1 mg) i.v. Wiederholung alle 3 min

— Amiodaron (Cordarex): bei persistierender VF/VT nach dem 3. Defibrillationsversuch Injektion von 300 mg Amiodaron in 20 ml 5%iger Glukose-Lsg.

— Lidocain: wenn Amiodaron nicht verfügbar, 1–1,5 mg/kg KG als Dauerinfusion

— Volumenersatz: Kristalloide Infusionslösungen (E 153)

— Natriumbikarbonat 8,4 %:
  — $NaHCO_3$ 8,4 % als Blindpufferung mit 0,5 ml/kg KG i.v. nach 10 min Kreislaufstillstand!
  — Bei lebensgefährlicher Hyperkaliämie, Kreislaufstillstand mit Hyperkaliämie und bei Überdosis mit trizyklischen Antidepressiva sofortige Gabe von $NaHCO_3$ 8,4 %.
  — Bei vorliegender BGA erfolgt Ausgleich der metabolischen Azidose: $NaHCO_3$ 8,4 % in ml (= mmol) entspricht neg. BE × 0,3 × kg KG. Fortlaufende Kontrollen von Säure-Basen-Haushalt und Elektrolyten notwendig!

❶ Cave
Notfallmedikamente immer intravenös oder intraossär verabreichen.

❶ Cave
E = EKG und Defibrillation

— Notfall-EKG (◨ Abb. 2.7):
  — 1. Elektrodenpaddel: rechts, parasternal unterhalb der Klavikula
  — 2. Elektrodenpaddel: links, in der vorderen Axillarlinie in Höhe des 4.–5. Interkostalraumes über der Herzspitze

❶ Cave
Bei EKG-Ableitung einer Asystolie kann auch feines Kammerflimmern vorliegen, deshalb Position der Elektroden wechseln (Cross-Check).

— Defibrillation:
  — Defibrillator einschalten
  — Energiewert für Kondensator mit 200 Joule für 1. Schock einstellen
  — Selbstklebende Defibrillatorpads benutzen, sonst Elektroden mit Elektrodenpaste bestreichen oder feuchte Papierhandtücher auf Thorax legen
  — Elektrode rechts parasternal unterhalb der Klavikula (Markierung »Sternum«) und links in der vorderen Axillarlinie parasternal über der Herzspitze im 4.–5. ICR (Markierung »Apex«) unter Druck aufsetzen (◨ Abb. 2.8)
  — Starttaste für Kondensatorladung drücken
  — Wegtreten von der Trage, Beatmung kurz unterbrechen
  — Warnruf »Achtung Defibrillation«

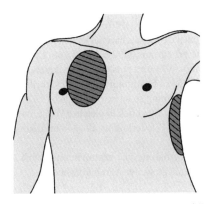

◘ Abb. 2.7 Platzierung der Elektrodenpaddel zur Ableitung des Notfall-EKG

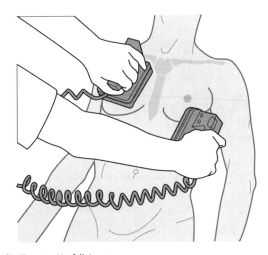

◘ Abb. 2.8 Defibrillator im Notfalleinsatz

— Beide Elektroden fest andrücken, den Kondensator auslösen und sofort über 2 min Herzdruckmassage
— Beurteilung des EKG
— Wiederholung mit 200 und sodann 360 Joule nach jeweils 2 min HDM als 3er-Serie

- **Erweiterte Reanimation nach dem Advanced Life Support** (◻ Abb. 2.2)
- Einteilung erfolgt nach defibrillierbarem (VF/VT) und nichtdefibrillierbarem (Asystolie/PEA) Herzrhythmus (◻ Abb. 2.9, ◻ Abb. 2.10, ◻ Abb. 2.11)
- Bei Kammerflimmern (VF) und pulsloser, ventrikulärer Tachykardie (VT) Reanimation mit 30 HDM : 2 Beatmungen; wenn Defibrillator geladen, 1. Schock mit 200 Joule, Unterbrechung so kurz wie möglich (<5 s), weiter mit CPR im Verhältnis 30:2 für 2 min, 2. Schock in gleicher Weise, nach 3. Defibrillationsversuch Adrenalin 1 mg (Wiederholung alle 3–5 min) sowie Amiodaron 300 mg i.v.
- Bei PEA die CPR im Verhältnis 30:2 beginnen und sofort Adrenalin 1 mg i.v., sobald ein i.v.-Zugang liegt, weiter Adrenalin geben

- **Beendigung der Reanimation**
- Wieder Spontankreislauf, tastbarer Karotispuls
- Körperbewegungen, Einsetzen der Atmung
- Maßnahmen erfolglos nach individueller Abwägung und Beurteilung

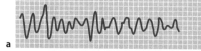

a

b

◻ **Abb. 2.9 a, b** Kammerflimmern (*VF*) (**a**) Schnelle, unkoordinierte, ungleichzeitige Erregung des Myokards. Pulslose ventrikuläre Tachykardie (*VT*) (**b**) Schnelle, geordnete Myokardaktionen

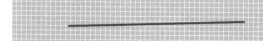

◻ **Abb. 2.10** EKG bei Asystolie: Keine messbare elektrische Aktivität

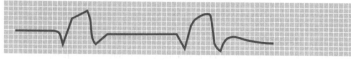

◻ **Abb. 2.11** EKG: Pulslose elektrische Aktivität (PEA)

2.2   Zentraler Venenkatheter

- **Definition**

Venenverweilkatheter mit Lage der Katheterspitze in der oberen Hohlvene.
- Zentrale Zugangswege (◘ Abb. 2.12):
    - V. jugularis interna (Jugulariskatheter)
    - V. anonyma
    - V. subclavia (Subklaviakatheter)
- Periphere Zugangswege:
    - V. basilica (Kubitaliskatheter)
    - V. cephalica (Kubitaliskatheter)
    - V. femoralis

- **Indikation**
- Messung des zentralen Venendrucks (ZVD)
- Bestimmung der zentralvenösen Blutgase

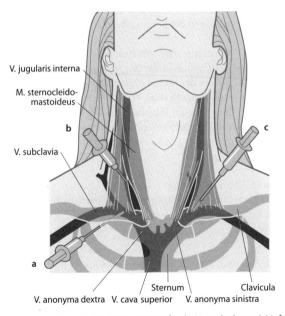

◘ **Abb. 2.12** Darstellung der zentralen Zugangswege für die Venenkatheter. (**a**) Infraklavikuläre Punktion der V. subclavia. (**b**) Punktion der V. jugularis interna. (**c**) Supraklavikuläre Punktion der V. subclavia

- Volumensubstitution
- Zentrale Applikation von Medikamenten

▪ **Technik**
- Material:
  Seldinger-Venenpunktionsset (14–16 G), für V. basilica, V. cephalica oder V. femoralis 70 cm lang, V. jugularis oder V. subclavia 30 cm lang. 10-ml-Spritzen, sterile Kochsalzlösung, Desinfektionsspray, 5–10 ml 1%iges Lidocain, sterile Handschuhe, steriles Lochtuch, sterile Tupfer, Verbandsmaterial, Mundschutz
- Punktionsstellen:
  - V. jugularis interna: unterhalb des Winkels V. jugularis interna und M. sternocleidomastoideus in Höhe der Incisura thyroidea superior; Punktionsnadel in einem Winkel von 45° zur Vertikalebene in Richtung auf den medialen, klavikulären Ansatz des Muskels vorschieben
  - V. subclavia/V. anonyma: supraklavikuläre Punktion zwischen lateralem Rand des M. sternocleidomastoideus und Klavikula; Punktionsnadel in einem Winkel von 45° zur Sagittal- und 15° zur Vertikalebene vorschieben
  - V. basilica, V. cephalica: Punktion in der Ellenbeuge
  - V. femoralis: Punktion in der Schenkelbeuge
- Durchführung:
  Für alle zentralen Punktionsstellen gilt, dass die Patientin in die Trendelenburg-Lage gebracht und der Kopf leicht zur Gegenseite gedreht wird. Desinfektion des Hautareals, Abdecken der Haut, Lokalanästhesie, Vorschieben der Venenpunktionskanüle, nach Blutaspiration Vorschieben der Seldinger-Spirale ggf. unter US-Kontrolle, Entfernen der Punktionskanüle, Vorschieben des Venenkatheters über liegenden Draht, abschließende Entfernung der Spirale. Thorax-Röntgen zur Lagekontrolle

▪ **Komplikation**
- Jugularis- und Subklaviakatheter:
  Pneumothorax, Hämatom, »Infusionsthorax«, arterielle Punktion, Luftembolie
- Kubitaliskatheter:
  Phlebothrombose

❶ Cave
Vor- und Nachteile der Zugangswege müssen nach »Treffsicherheit« und »Zeitbedarf« abgewogen werden.

2.3 Zentraler Venendruck

■ **Definition**

Druckmessung in der oberen Hohlvene vor ihrer Einmündung in den rechten Vorhof.

Der ZVD liegt zwischen 0 und 12 cm H_2O und ist komplex beeinflussbar durch:

- Blutvolumen
- Leistung des rechten Herzens
- Blutfluss im Lungenkreislauf
- Druckverhältnisse im Thoraxbereich
- Venentonus

■ **Indikation**

Überwachung und Steuerung der Volumensubstitution und Infusionstherapie bei Schwerkranken und Schockpatientinnen.

■ **Messung**

- Exakte Lage des ZVK mit Katheterspitze in der oberen Hohlvene, entspricht 2 QF unter Sternoklavikulargelenk (Thorax-Röntgen)
- Flache Rückenlage der Patientin
- Messvorrichtung mit Nullpunkt des Steigrohrs in Höhe rechter Vorhof einstellen, entspricht ventral 2/3 des Abstandes von Wirbelsäule zu Sternum
- Steigrohr mit 0,9 % NaCl-Lsg. auffüllen
- Dreiwegehahn zur Patientin öffnen, dadurch wird ZVK an ZVD-Messgerät angeschlossen
- Ablesen des ZVD nach Druckausgleich (2–3 min)

■ **Fehler**

- Fehllage der ZVK-Spitze
- Nullpunkteinstellung nicht korrekt
- Thrombosierung an der ZVK-Spitze
- Ablesen vor Druckausgleich
- Ablesen beim Husten und Pressen
- Lageveränderungen
- Überdruckbeatmung
- Obstruktion pulmonaler Gefäße

❶ **Cave**

Verlaufskontrollen des ZVD aussagekräftiger als einzelne Absolutwerte.

2.4   Arterienpunktion

- **Indikation**
- BGA, arteriell
- Direkte Blutdruckmessung zur Bestimmung des MAP

- **Technik**
- Material:
    - BGA: 2- bis 5-ml-Luer-Spritze (heparinisiert), Luer-Kanüle 24 G (A. radialis) oder 18 G (A. femoralis), Desinfektionsspray, sterile Handschuhe, steriles Lochtuch, sterile Tupfer, Verbandsmaterial, Mundschutz
    - MAP: Kunststoffkanüle mit Mandrin, spezielles Kathetersystem, Druckwandler, Druckmessgerät
- Punktionsstellen:
    - A. radialis
    - A. femoralis
- Durchführung der BGA:
    - A. radialis: Handgelenk überstrecken, Palpation der Pulsation, Lokaldesinfektion, Luer-Kanüle 24 G mit aufgesetzter Spritze im Winkel von 30° von distal nach proximal einstechen, helles Blut pulsiert in die Spritze, Punktionsstelle 5 min gut komprimieren, Druckverband
    - A. femoralis: Rückenlage, Hüfte eher überstreckt, harte Unterlage, Lokaldesinfektion, Desinfektion der linken Hand (Zeige- und Mittelfinger), damit A. femoralis palpieren, medial V. femoralis, lateral N. femoralis. A. femoralis soll zwischen Zeige- und Mittelfinger der linken Hand verlaufen, die Finger 1 cm spreizen, zwischen beiden Fingern senkrecht zur Haut Luer-Kanüle 18 G mit aufgesetzter Spritze einstechen, helles Blut pulsiert in die Spritze, Punktionsstelle 5 min gut komprimieren, dann Sandsack 30 min.

2.5   Pleurapunktion

- **Definition**

Man unterscheidet bei der Pleurapunktion:
- Diagnostische Punktion:
    Zytologische, bakteriologische, chemisch-serologische Auswertung
- Therapeutische Punktion:
    Entlastungspunktion, Pleuraspülung, Instillationsbehandlung

- **Indikation**

Pleuraerguss, Pneumothorax, Hämatothorax, Zytostatikainstillation

■ **Technik**

━ Material:

Pleurapunktionsset mit Rotanda-Spritze und Punktionskanüle 16 G, 5- oder 10-ml-Spritzen, 5–10 ml 1%iges Lidocain, Desinfektionsspray, sterile Handschuhe, sterile Tupfer, Verbandsmaterial, ggf. US-Gerät

━ Punktionsstellen:

Festlegung durch Auskultation und Perkussion (Vergleich mit Thorax-Röntgen) oder durch Sonografie, in der hinteren Axillar- oder mittleren Skapularlinie, im ICR unterhalb der Perkussionsdämpfungsgrenze, nie tiefer als 7.–8. ICR, also Punktion am Oberrand der 8.–9. Rippe

━ Durchführung:

Patientin mit angehobenen, verschränkten Armen aufsetzen (Stuhl rittlings, Arme auf Armlehne), Hautdesinfektion, LA an Punktionsstelle bis auf die Pleura parietalis, Punktionskanüle mit aufgesetzter Spritze senkrecht zur Haut ansetzen, Einstich am oberen Rippenrand, bis Erguss aspiriert wird, Punktionskanüle gegen Plastikkanüle austauschen und Schlauchsystem mit Rotanda-Spritze anschließen, bei vollständiger Entleerung der Pleuraflüssigkeit entsteht Hustenreiz.

❶ **Cave**

Maximales Punktionsvolumen 1 l pro Sitzung.

■ **Komplikation**

━ Leber- oder Milzverletzung

━ Verletzung von Interkostalgefäßen

━ Infektions- und Keimverschleppung

━ Ventilationsstörung

2.6 Aszitespunktion

■ **Definition**

Man unterscheidet bei der Aszitespunktion:

━ Diagnostische Aszitespunktion:

Zytologische, bakteriologische, chemisch-serologische Auswertung

━ Therapeutische Aszitespunktion:

Entlastungspunktion, Drainage der Abdominalhöhle, Zytostatikainstillation

■ **Technik**

━ Material:

━━ Diagnostische Punktion: 20- bis 50-ml-Spritze, Punktionskanüle 13 G, Desinfektionsspray

- Therapeutische Punktion: Braunüle 18 G, kleines Skalpell, Schlauchsystem mit Auffangbeutel, 5–10 ml 1%iges Lidocain, 5- bis 10-ml-Spritzen, Desinfektionsspray, Nadelhalter, Nahtmaterial, steriles Lochtuch, Verbandsmaterial

- Punktionsstellen:
Linker (optimal) oder rechter Unterbauch, Übergang zwischen äußerem und mittlerem Drittel zwischen Nabel und Spina iliaca anterior superior

- Durchführung:

- Harnblase entleeren

- Hautdesinfektion

- Diagnostische Punktion: Punktionskanüle mit aufgesetzter Spritze unter Aspiration einstechen, Einstich ohne große Kraft, geringer Widerstand in der Faszienschicht, Aspiration des Aszites, Verband

- Therapeutische Punktion: Lokalanästhesie, Haut mit Skalpell minimal inzidieren, Braunüle vorschieben, bis Widerstand nachlässt, nach Entfernung der Nadel fließt Aszites ab, Schlauchsystem mit Auffangbeutel anschließen, Pflasterfixierung, nach Ablassen des Aszites Verband, ggf. Einstichwunde mit Naht versorgen

❶ Cave
Aszitesableitung nur langsam, Kollapsgefahr.

2.7   Harnblasenpunktion

■ **Definition**
Suprapubische Blasenpunktion aus diagnostischen oder therapeutischen Gründen.

■ **Indikation**

- Diagnostische Blasenpunktion:
Sterile Gewinnung von Blasenurin zur zytologischen, bakteriologischen und laborchemischen Auswertung

- Therapeutische Blasenpunktion:

- Suprapubischer Blasenkatheter bei Harnverhalt, Messung der Urinproduktion, Flüssigkeitsbilanzierung, peri- und postoperative Urinableitung

- Spül- und Instillationstherapie

■ **Technik**

- Material:

- Diagnostische Punktion: 20-ml-Spritze, Punktionskanüle 18 G, ggf. längere Nadel bei Adipositas, Desinfektionsspray

- Therapeutische Punktion: Harnblasenpunktionsset (Cystofix), Schlauchsystem mit Urinbeutel, Desinfektionsspray, sterile Handschuhe, steriles Lochtuch, 5–10 ml 1%iges Lidocain, 5- bis 10-ml-Spritzen, Verbandsmaterial

- Punktionsstelle:
  2–3 cm oberhalb der Symphysenoberkante in der Medianlinie
- Durchführung:
  - Rückenlage
  - Ausreichende Blasenfüllung durch Palpation oder Ultraschall überprüfen, ggf. Trinken lassen oder retrograde Blasenfüllung über transurethralen Katheter
  - Rasur der Pubesbehaarung
  - Desinfektion der Haut
  - Diagnostische Punktion: Punktionsstelle markieren, Punktion senkrecht in die Tiefe, Aspiration von Urin.
  - Therapeutische Punktion: Punktionsstelle markieren, Lokalanästhesie, Probepunktion mit Anästhesienadel, Punktionskanüle des Harnblasenpunktionssets in die Blase vorschieben, wenn Widerstandsverlust und Urinfluss im Katheter, Kanüle zurückziehen, aufklappen und entfernen, Blasenkatheter weiter vorschieben und fixieren (Ballon, Naht, Pflasterverband), Schlauchsystem mit Urinbeutel anschließen

Komplikation

- Blutung bei Punktion
- Darmverletzung
- Lokalinfektion
- Verstopfung des Katheters (Katheterpflege!)

2.8 Magensonde

Definition

- Kurzzeitsonden für Diagnostik und intraoperative Sekretabsaugung
- Verweilsonden für Ernährung und Sekretabsaugung bei intestinaler Obstruktion

Technik

Patientin soll aufrecht sitzen, Kopfneigung nach ventral, Lidocain-Spray in Mund-Nasen-Rachen-Raum, Lidocain-Gel auf die Sondenspitze (Gleitmittel), Magensonde über Mund oder Nase einführen und unter Schlucken in den Rachenraum schieben. Beim weiteren Vorschieben Patientin immer zum fortwährenden Schlucken auffordern, bis Magensekret aus der Sonde abfließt. Bei Husten oder Luftnot an Sondierung der Trachea denken!

Cave
Magensonden im Kühlschrank aufbewahren, da durch weniger Flexibilität das Einführen leichter.

Gynäkologische Notfälle

3.1   Karzinomblutung

■ **Definition**

Bei der Karzinomblutung unterscheidet man:
- Vaginale Blutung:
  Vom normalen Zyklus unabhängige Blutung und als Metrorrhagie in Art und Stärke lebensbedrohlich
- Intraabdominale Blutung

■ **Ursache**
- Vaginale Blutung: fortgeschrittenes Zervix- oder Korpuskarzinom (Arrosion der Gefäße, Abstoßung der Nekrosen)
- Intraabdominale Blutung: Kapselvenenruptur bei Ovarialkarzinom

■ **Klinik**
- Vaginale Blutung:
  - Spekulumeinstellung (Vorsicht!) zeigt Scheide voller Blut und Koagel
  - Portio vaginalis ganz oder zum Teil in Karzinomkrater oder exophytischen Tumor umgewandelt
  - Flächige oder spritzende Blutung, auf Berührung verstärkt
  - Palpation (Vorsicht!), Palpationsbefund variabel, meist ausgedehnte Tumormassen im kleinen Becken
- Intraabdominale Blutung:
  - Unterbauchschmerz zunehmend, Druckschmerz einseitig, später gesamter Unterbauch
  - Abwehrspannung, Übelkeit, Brechreiz
  - Volumenmangelschock: Blässe, Zyanose, kalter Schweiß, schwach fühlbarer Puls, Tachykardie, Verwirrtheit, Bewusstlosigkeit (▶ Abschn. 1.1.1)

Sofortmaßnahmen

- Lokale Blutstillung: Tumorbereich mit Hämostyptikum (Tabotamp) abdecken, dann feste Scheidentamponade, vorher transurethraler Blasenkatheter
- Lagerung flach, Beine hoch (30°, Autotransfusion)
- Venöse Zugänge, 2–3 großlumige periphere Verweilkanülen
- Volumensubstitution (▶ Abschn. 1.1.1)
- Sauerstoffzufuhr: Maske (6–10 l/min), Nasensonde (2–6 l/min)
- Sedierung: Diazepam (Faustan) 5–10 mg i.v.
- Rettungswagen

❶ Cave
Keine Gefäßumstechung oder Elektrokoagulation versuchen.

▪ Diagnostik

Inoperables Tumorleiden meist schon bekannt. Klärung der Operabilität durch präoperative Diagnostik (PE zur Histologie, Zystoskopie, Rektoskopie, US, Nieren-US, CT, MRT, Labor); ggf. verkürzte Diagnostik bei Entscheidung zur Laparotomie (intraabdominale Blutung).

▪ Therapie

▬ Operative Maßnahmen: Probelaparotomie, Ligatur der A. iliaca interna
▬ Konservative Maßnahmen:
  ▬ Volumensubstitution (▶ Abschn. 1.1.1)
  ▬ Bluttransfusion (▶ Abschn. 1.1.1)
  ▬ Scheidentamponade über einige Tage liegen lassen, wenn vaginale Blutung steht
  ▬ Anxiolyse: Diazepam (Valium, Faustan) nach Bedarf
  ▬ Analgesie nach Bedarf
  ▬ Afterloading bei weiterer vaginaler Blutung (Strahlentherapeut)
  ▬ Arterielle Embolisation (Radiologe)

3.2 Uterusperforation

▪ Definition

Man unterscheidet 3 Formen der Uterusperforation:
▬ Einfache Uterusperforation:
Perforation durch Sonde oder dünnen Hegar-Stift mit oft blandem klinischem Verlauf
▬ Schwere Uterusperforation:
Perforation der Gebärmutterwand mit großer Läsion (Abortfasszange!) und massiver intraabdominaler Blutung
▬ Gedeckte Uterusperforation:
Perforation im Bereich der Parametrien oder des Blasenbodens mit variabler Klinik

▪ Ursache

Hysteroskopie, Abrasio, Abortabrasio, IUP-Einlage

❶ Cave
Zervixdilatation über Hegar 14 kann zum Einreißen der Uterusseitenwand führen!

■ **Klinik**

— Instrumentarium hat keinen Widerstand mehr, es »versinkt in der Gebärmutter«
— Bei schwerer Perforation finden sich Appendices epiploicae oder Darmanteile in der Scheide
— Verstärkte Blutung ex utero
— Bei massiver intraabdominaler Blutung Verschlechterung des Allgemeinzustandes mit Blässe, Zyanose, kaltem Schweiß, schwach gefülltem Puls, Tachykardie, Verwirrtheit, Bewusstlosigkeit bis hin zum Volumenmangelschock (▶ Abschn. 1.1.1)
— Auch bei gedeckter Perforation Schockgeschehen möglich!
— Abwehrspannung der Bauchdecken spricht für akutes Abdomen (▶ Abschn. 1.6)

Sofortmaßnahmen

— Operativen Eingriff abbrechen
— Venöse Zugänge, 2–3 großlumige periphere Verweilkanülen
— Volumensubstitution: zunächst Elektrolytlösung (E 153) bei Volumenmangel (▶ Abschn. 1.1.1)
— Uterotonika: Methylergometrin (Methergin) 0,2 mg langsam i.v., bei schwerer Blutung Sulproston (Nalador-500) 500 µg (1 Amp.) auf 250 ml 0,9 % NaCl über Perfusor 120–500 ml/h (5–17 µg/min) i.v.

■ **Diagnostik**

— RR, Pulsoxymetrie Atemfrequenz
— Urinausscheidung, Diurese >0,5 ml/kg KG/h erforderlich
— Labor: BB, CRP, Blutgruppe, Kreuzblut, Gerinnungsstatus (Quick, PTT, PTZ, Thrombozyten)
— US: intraabdominale Flüssigkeit, Defekt der Uteruswand?
— Laparoskopie bei klinischer Verschlechterung

■ **Therapie**

— Antibiotikaprophylaxe:
Cefuroxim oder Ampicillin + Metronidazol
— Laparoskopie/Laparotomie:
Vor Fortführung des abgebrochenen, intrauterinen Eingriffs. Bei Verdacht auf intraabdominale Blutung, großflächige Läsion der Uteruswand oder zunehmende Verschlechterung der klinischen Befunde, operative Versorgung der Perforationsstelle (Fotodokumentation!), Hysterektomie als Ultima ratio

❶ **Cave**
Hysterektomie bei Blasenmole oder Korpuskarzinom.

3.3   Genitaltrauma durch Unfall

- **Definition**

Prellung, Schürfung, Labienriss, Hämatom, Pfählungsverletzung, penetrierende Verletzung durch die Bauchdecke

- **Ursache**
- Sturz auf Geländer, Zaun, Fahrradrahmen
- Penetration durch spitze Stangen oder Zaunteile
- Verkehrsunfall

- **Klinik**

❶ Cave
Unfallhergang sehr wichtig, um das Ausmaß des Traumas zu kalkulieren.

- Schürfung, Prellung, Hämatom der Vulva und des Mons pubis durch Sturz auf Geländer, Zaun, Fahrradrahmen. Hämatom der Vulva auch bei Beckenring- oder Symphysenfraktur!
- Pfählungsverletzung und penetrierende Bauchverletzung können äußeres und inneres Genitale sowie weitere Organe betreffen:
    - Harnblase (blutiger Urin)
    - Harnleiter (Abriss bei Beckenringfraktur)
    - Rektosigmoid (Stuhlabgang)
- Blutungen nach außen und/oder innen können zum Volumenmangelschock führen (▶ Abschn. 1.1.1)
- Starke Schmerzen

Sofortmaßnahmen

- Lokalbehandlung bei geringem Trauma:
    - Kühlung des Hämatoms
    - Nahtversorgung im Vulvabereich (Vicryl 3/0, Kosmetik!)
- Schmerz- und Schockbekämpfung bei schwerem Trauma:
    - Lagerung flach, Beine hoch (30°, Autotransfusion, Bauchdecken entspannt)
    - Venöse Zugänge, 2–3 großlumige periphere Verweilkanülen
    - Volumensubstitution (▶ Abschn. 1.1.1)
    - Analgesie: Tramadol (Tramal) 1–1,5 mg/kg KG i.v., Pethidin (Dolantin) 50 mg i.v.

▼

3

> – Sauerstoffzufuhr: Maske, Nasensonde, ggf. Intubation und Beatmung
>   (▶ Abschn. 2.1)
> – Transport mit Rettungshubschrauber in ein operatives Zentrum
>   (Unfallchirurg, Gynäkologe, Urologe)
> ▬ Sterile Vorlage im Vulvabereich

- **Diagnostik**
- ▬ Zusätzliche Maßnahmen zu Diagnostik und Überwachungsmaßnahmen
  (▶ Abschn. 1.1.1, Diagnostik und Überwachung):
  - ▬ Exakte Revision des Genitals
  - ▬ Klinische und technische Untersuchung der Nachbarorgane (US, CT, MRT,
    Darmspiegelung, Zystoskopie)
  - ▬ Interdisziplinäres Konsil (Unfallchirurg, Gynäkologe, Urologe, Radiologe)

- **Therapie**
- ▬ Sicherung der Vitalfunktionen und Kreislaufstabilisierung
- ▬ Vorbereitung zu operativen Maßnahmen:
  - ▬ Entscheidung, ob vaginales oder abdominales Vorgehen von gynäkologischer
    Seite sinnvoll.
  - ▬ Bei Operation müssen Funktionserhaltung und plastisch-kosmetische
    Gesichtspunkte im Vordergrund stehen (Fertilität, Vita sexualis)

3.4   Kohabitationsverletzung

- **Ursache**

Defloration, Verletzung bei anatomischer Anomalie (z. B. Vaginalseptum), postmeno-
pausale Genitalatrophie, abnorme Sexualpraktiken

❶ Cave
Anamnese von größter Wichtigkeit.

- **Klinik**
- ▬ Blutung nach Kohabitation
- ▬ Diffuse Unterbauchbeschwerden
- ▬ Abgang von Stuhl oder Urin über die Scheide

Sofortmaßnahmen

- Keine Tamponade der Scheide
- Sterile Vorlage im Vulvabereich
- Lagerung flach, Beine hoch (30°, Autotransfusion)
- Venöse Zugänge, 2–3 großlumige periphere Verweilkanülen
- Volumensubstitution (▶ Abschn. 1.1.1, Sofortmaßnahmen)
- Analgesie: Tramadol (Tramal)
- Anxiolyse: Diazepam (Valium, Faustan) nach Bedarf
- Rettungswagen

■ **Diagnostik**
- Sorgfältige Spekulumeinstellung
- Meist geringe Läsion mit mäßiger Blutung, dennoch starke Verunsicherung der Patientin
- Lokalisation der Läsion: Introitus, Klitorisgegend, Damm, hinteres Scheidengewölbe, hintere Vaginalwand
- Ausgedehnte Läsionen mit Eröffnung von Harnblase, Rektum oder Douglas-Raum sind selten, kommen aber vor!

■ **Therapie**
- Nahtversorgung (Vicryl 3/0) in Lokal- oder Allgemeinanästhesie
- Analgesie: Tramadol (Tramal), nach Bedarf auch andere Analgetika
- Ausgedehnte Verletzungen mit Beteiligung der Nachbarorgane erfordern interdisziplinäre Therapie (Chirurg, Urologe, Gynäkologe)

3.5 Vergewaltigung

■ **Definition**
Als Vergewaltigung gilt seit 1998 ein besonders schwerer Fall der sexuellen Nötigung: Das Erzwingen eines Beischlafs mit Gewalt oder durch Drohung mit gegenwärtiger Gefahr für Leib und Leben, aber auch die Vornahme oder das Vornehmenlassen sexueller Handlungen, die das Opfer besonders erniedrigen, insbesondere, wenn sie mit einem Eindringen in den Körper verbunden sind (§ 177 StGB).

■ **Vorgehen**
Vergewaltigung und sexuelle Nötigung bedeuten einen massiven Eingriff in die Persönlichkeit des Opfers. Die seelischen Schäden sind oft gravierender als die körperlichen Verletzungen.

Folgendes ist von Bedeutung:
- Behutsame Exploration ohne Störung von außen (Telefon!)
- Alle Untersuchungsschritte und Maßnahmen zur Befunddokumentation (Farbfoto) sollten vorher erklärt werden
- Keine persönliche Bewertung und keine individuelle Schuldzuweisung
- Keinen Zweifel an der Glaubwürdigkeit des Opfers äußern
- Dem Opfer sollte zur Strafanzeige geraten werden, um die Fahndung nach dem Täter einzuleiten

❗ **Cave**
Befunddokumentation exakt und lückenlos mittels Skizze, Farbfoto, Lineal als Messmaßstab.

Die schriftliche Fixierung folgender Punkte ist unbedingt notwendig:
- Untersuchungszeitpunkt
- Tatzeitpunkt und -örtlichkeit
- Angaben zum Tathergang (Polizei, Opfer), insbesondere Art der sexuellen Handlung (vaginaler, analer, oraler GV, Ejakulation, Kondom?)
- Hat sich das Opfer nach der Tat gewaschen
- Befreiung von der ärztlichen Schweigepflicht (Kriminalpolizei, Staatsanwaltschaft, Gericht, Ehepartner)

- **Diagnostik**
- Anamnese:
    - Letzte Periode, letzter GV vor Straftat, Verhütungsmittel
    - Genussmittel- und Medikamentenanamnese
    - Angaben zu Schmerzen und Verletzungen
- Allgemeinzustand:
    - Alkohol, Drogen, psychischer Zustand
    - Beurteilung der Kleidung: zerrissen, schmutzig, blutig, fleckig?

❗ **Cave**
Kleidungsstücke mit Spuren von Blut, Speichel, Haaren von Polizei asservieren lassen (Klarsichtfolienbeutel).

- Ganzkörperuntersuchung:
    - Häufige Lokalisation der Verletzungen: Hals, Oberarme, Handgelenke, Mammae, Unterbauch, Oberschenkel (Innenseite)
    - Hämatome: durch Festhalten des Opfers sind Hals, Innenseiten von Oberarmen und Unterschenkeln besonders betroffen; Altersschätzung durch Farbton (anfangs blau-rot, nach 4 Tagen gelb, nach 7 Tagen grün)
    - Würge- und Strangulationsmale
    - Sturzverletzungen: Kopf, Ellenbogen, Kniebereich

- Hautkratzer und -schürfungen: durch Herunterreißen der Kleidung besonders im Unterbauch- und Brustbereich
- Bissverletzungen

❗ **Cave**
Verletzungen des Genitals eher selten, extragenitale Verletzungen weitaus häufiger.

- Genitalbefund:
  - Äußeres Genitale: Rötung, Schürfung, Blutung, Verletzung im Vulva- und Introitusbereich

❗ **Cave**
Schamhaare auskämmen (Fremdanhaftungen!).

- Inneres Genitale: Deflorationsverletzung, Beschreibung des Hymens, Vaginalverletzungen (hinteres Scheidengewölbe), uterine oder vaginale Blutungen

Für kriminaltechnische Untersuchungen werden Wattetupfer für Abstriche verwendet, an der Luft getrocknet, einzeln mit Klebeetikett beschriftet und aufbewahrt. Objektträger werden ebenfalls an der Luft getrocknet, beschriftet und aufbewahrt:
- Abstriche:
  - Scheidenvorhof
  - Hinteres Scheidengewölbe
  - Zervikalkanal
  - Anus (Tathergang)
  - Mundbereich (Tathergang)
- Nativpräparat sofort mikroskopieren: Spermien beweglich 5–8 h oder unbeweglich 24–48 h nach GV
- Mikrobiologischer Abstrich
- Spermaspuren am Körper mit angefeuchtetem Wattetupfer abreiben
- Speichelspuren am Körper mit angefeuchtetem Wattetupfer abreiben
- Blutentnahmen (EDTA-Röhrchen): HIV, Blutgruppe, DNA-Analytik, Alkohol, SST, LSR, Gonokokkenreaktion
- Urinprobe
- Hygieneartikel: Tampon, Binde, Slipeinlage asservieren

Therapie
- Krankenhauseinweisung bei ausgedehnten Kohabitationsverletzungen
- Krankenhauseinweisung bei psychischer Auffälligkeit
- Postkoitale Kontrazeption: Levonorgestrel (PiDaNa), Ulipristalacetat (ella One)

3.6   Fremdkörper in der Scheide

- **Ursache**
- Kinder:
  Meist Spielzeug, Kugeln, Murmeln, gelegentlich Haarnadeln
- Erwachsene:
  Seltener »vergessener« Tampon, Medikamentenapplikator, sexuelle Perversion

- **Klinik**
- Fötider, gelblich-grüner, blutiger Fluor vaginalis
- Vulvovaginitis, ggf. Adnexitis
- Diffuse oder lokalisierbare Unterbauchbeschwerden
- Akutes Abdomen möglich bei Perforation
- Blutiger Urin bei Harnblasenläsion
- Unkontrollierter Stuhlabgang bei Rektumläsion

- **Diagnostik**
- Spekulumeinstellung
- Rektale Untersuchung
- Vaginoskopie bei Kindern
- Ultraschall
- Abdomen Röntgen

- **Therapie**
- Kinder:
  - Vaginoskopische Fremdkörperextraktion mittels Fasszange
  - Antiseptika intravaginal (Traumasept)
  - Sitzbäder: Tannolact oder Kaliumpermanganat
- Erwachsene:
- Spiegeleinstellung und Fremdkörperentfernung mit der Korn-Zange
- Antiseptika intravaginal (Traumasept)
- Bei Perforation, komplizierter Gewebeläsion oder schwieriger Lage des Fremdkörpers operatives Vorgehen je nach Befund

❶ Cave
Größte Vorsicht bei scharfkantigen Gegenständen oder Glas.

3.7   Ovarialzystenruptur

- **Ursache**

Meist Ruptur einer Follikel-, Corpus luteum-, Endometriose-, Paraovarialzyste oder eines serösen Ovarialkystoms. Durch das Zerreißen von Blutgefäßen können massive intraabdominale Blutungen mit peritonealen Reizerscheinungen auftreten.

- **Klinik**
  - Zunehmende Unterbauchschmerzen
  - Druckschmerz einseitig, später gesamter Unterbauch
  - Abwehrspannung der Bauchdecken
  - Übelkeit, Brechreiz
  - Volumenmangelschock: Blässe, Zyanose, kalter Schweiß, schwach fühlbarer Puls, Tachykardie, Verwirrtheit, Bewusstlosigkeit (▶ Abschn. 1.1.1)

Cave
Immer an Extrauteringravidität denken!

Sofortmaßnahmen

- Lagerung flach, Beine hoch (30°, Autotransfusion)
- Venöse Zugänge, 2–3 großlumige periphere Verweilkanülen
- Sauerstoffzufuhr: Maske (6–10 l/min), Nasensonde (2–6 l/min)
- Volumensubstitution (▶ Abschn. 1.1.1)
- Sedierung: Diazepam (Faustan) 5–10 mg i.v.
- Rettungswagen

- **Diagnostik**
  - RR, Pulsoxymetrie, Atemfrequenz
  - Ultraschall
  - Punktion des Douglas-Raums
  - Labor: BB, CRP, Blutgruppe, Kreuzprobe, Kreuzblut, Gerinnungsstatus (Quick, PTT, PTZ, Thrombozyten, Fibrinogen, FSP, AT III), Elektrolyte

- **Differenzialdiagnose**

Stieldrehung von Adnextumoren oder Myomen (▶ Abschn. 3.8), Extrauteringravidität (▶ Abschn. 4.2)

- **Therapie**
  - Volumensubstitution (▶ Abschn. 1.1.1)
  - Bluttransfusion (▶ Abschn. 1.1.1)

— Laparoskopie mit operativem Vorgehen nach Befund und unter Berücksichtigung der Vorstellungen der Patientin (Fertilität!) und/oder
— Laparotomie

3.8   Stieldrehung von Adnextumoren oder Myomen

■ **Definition und Ursache**

Bewegliche, gestielte Tumoren können sich nach äußerer Krafteinwirkung (ruckartige Körperbewegung) um ihre Achse drehen. Als Folge ergibt sich eine gestörte Blutzirkulation, zunächst mit venöser Stauung (hämorrhagische Infarzierung), und bei zusätzlicher Verlegung der Arterien eine Nekrose des Tumors. Man unterscheidet:

— Langsame Stieldrehung:
  Tumor- oder Myomwachstum, Darmperistaltik, Hochsteigen des Tumors aus dem kleinen Becken
— Akute Stieldrehung:
  Ruckartig, abgebremste Bewegung (Lagewechsel, Umdrehen im Bett, Bücken, Heben, Springen)

■ **Klinik**

— Langsame Stieldrehung:
  — Schmerzen im Unterbauch
  — Fieber
  — Abwehrspannung der Bauchdecke
  — Übelkeit, Brechreiz
  — Druckdolenter Tumor
— Akute Stieldrehung:
  — Plötzlicher, massiver Bauchschmerz aus vollster Gesundheit
  — Verfallenes Aussehen
  — Abwehrspannung der Bauchdecke
  — Pulsbeschleunigung
  — Schweißausbruch
  — Übelkeit, Brechreiz, Erbrechen
  — Druckdolenter Tumor

Sofortmaßnahmen

- Lagerung mit Entspannung der Bauchdecke (Knierolle)
- Analgesie: Metamizol (Novalgin) 10–20 mg/kg KG i.v. oder Kurzinfusion mit 2,5 g, keine Opioide!
- Antiemetikum: Metoclopramid (Paspertin) 10 mg i.v.
- Rettungswagen, Rettungshubschrauber

■ **Diagnostik**

❶ **Cave**
Typische Anamnese von großer Wichtigkeit.

▬ RR, Pulsoxymetrie, Atemfrequenz
▬ Ultraschall
▬ Labor: BB, CRP, BSG, Gerinnungsstatus (Quick, PTT, PTZ, Thrombozyten, Fibrinogen, FSP, AT III), Elektrolyte
▬ Laparoskopie (s. Therapie)

■ **Differenzialdiagnose**
▬ Akutes Abdomen (▶ Abschn. 1.6)
▬ Ovarialzystenruptur (▶ Abschn. 3.7)

■ **Therapie**
▬ Operative Laparoskopie bei kleinerem Tumor/Myom, Eingriff frühestmöglich durchführen, Detorquieren nur vor Gewebeschädigung sinnvoll
▬ Laparotomie

3.9 Ovarielles Überstimulationssyndrom

■ **Definition**
Komplikation bei Stimulationstherapie zur Ovulationsauslösung mit polyzystischer Vergrößerung der Ovarien, insbesondere bei der assistierten Reproduktion.

■ **Ursache**
Iatrogen bedingt durch Antiöstrogene oder häufiger durch Gonadotropine (10–30 %).

- **Klinik**
- Stadium I (leicht):
  - Ovarialzysten bis 5 cm
  - Freie Flüssigkeit im Douglas-Raum
  - Abdominalbeschwerden (Meteorismus)
  - Übermäßige Steroidhormonproduktion (Serum-E_2 >1500 pg/ml)
- Stadium II (mittel):
  - Ovarialdurchmesser bis 12 cm
  - Freie Flüssigkeit im kleinen Becken
  - Übelkeit, Brechreiz
  - Abwehrspannung der Bauchdecken
  - Hämokonzentration (Hkt 45–50 %)
- Stadium III (schwer):
  - Ovarialdurchmesser >12 cm
  - Freie Flüssigkeit auch im Oberbauch (Aszites)
  - Generalisierte Ödeme (Anasarka)
  - Erbrechen, Diarrhö
  - Hämokonzentration (Hkt >50 %)
  - Leukozytose (>15.000/µl)
  - Erhöhte Transaminasen

Sofortmaßnahmen

- Stimulationstherapie sofort abbrechen!
- Stadium I: Schonung, engmaschige Kontrolluntersuchungen
- Stadium II/III: Klinikeinweisung!

- **Diagnostik und Überwachung**
- Ultraschall: Zystenvermessung, Aszites?
- Gewichtskontrolle
- Bilanzierung Ein- und Ausfuhr, Diurese >0,5 ml/kg KG/h
- Labor: BB, Blutgruppe, Kreuzblut, Gerinnungsstatus (Quick, PTT, PTZ, Thrombozyten, Fibrinogen, FSP, AT III), Elektrolyte, Gesamteiweiß, β-HCG, Serum-E_2

- **Therapie**
- Stadium I:
  - Abwartende Haltung
  - Mobilisierung zur Thromboseprophylaxe
  - Reichlich orale Flüssigkeitszufuhr
  - Orale Eiweißzulage

- Stadium II/III:
  - Bettruhe
  - Antithrombosestrümpfe
  - Thromboseprophylaxe mit NMH (Monoembolex)
  - Volumenersatz unter Beachtung der Laborwerte: Elektrolytlösung (E 153), max. 40 ml/kg KG/24 h, entspricht 2800 ml/70 kg KG und 10 % Hydroxyäthylstärke 200 (HAES-steril 10 %, Infukoll HES 10 %), max. 20 ml/kg KG/24 h, entspricht 1400 ml/70 kg KG
  - Plasmaproteinsubstitution (Human-Albumin 20 %)
  - Entlastungspunktion der Ovarialzysten unter Ultraschallkontrolle nur bei massivsten Verdrängungserscheinungen
  - Aszitespunktion (▶ Abschn. 2.6)
  - Analgesie: Tramadol (Tramal) i.v./i.m., Metamizol (Novalgin), Paracetamol
  - Diuretika wegen Oligurie oder Anurie (▶ Abschn. 1.4)
  - Laparotomie nur als Ultima ratio bei lebensbedrohlichen Blutungen oder akutem Abdomen (Zystenruptur, Stieldrehung)

3.10 Toxisches Schocksyndrom

- **Ursache**
- Toxine von Staphylococcus aureus im Zusammenhang mit:
  - Tampons am Menstruationsende
  - Wochenbett
  - Immunsuppression
  - Intrauterinpessar
  - Operationswunde

- **Klinik**
- Fieber >39 °C (plötzlicher Beginn)
- Scharlachähnliches Exanthem
- Erbrechen, Übelkeit, Diarrhö
- Myalgie, Muskelschwäche
- Konjunktivitis
- Petechien
- Hyperämie der Schleimhäute
- Bewusstseinsstörung, Desorientiertheit
- Septischer Schock (▶ Abschn. 1.1.1, 1.1.2, Klinik)

Sofortmaßnahmen

— Tamponentfernung
— Venöse Zugänge, 2–3 großlumige periphere Verweilkanülen
— Lagerung flach, Beine hoch (30°, Autotransfusion)
— Sauerstoffzufuhr: Maske, Nasensonde, ggf. Intubation und Beatmung
  (▶ Abschn. 2.1)
— Volumenersatz (▶ Abschn. 1.1.1, Sofortmaßnahmen)
— Rettungswagen, Rettungshubschrauber

■ **Diagnostik und Überwachung**
— RR, Pulsoxymetrie, Atemfrequenz
— ZVK, ZVD (▶ Abschn. 2.2, 2.3)
— Thorax-Röntgen
— BGA (▶ Abschn. 2.4)
— Bilanzierung Ein- und Ausfuhr, Diurese >0,5 ml/kg KG/h erforderlich
— Körpertemperatur
— Labor: BB, CRP, Gerinnungsstatus (Quick, PTT, PTZ, Thrombozyten, Fibrino-
  gen, FSP, AT III, Faktoren V, VIII, IX, X, XII, XIII), Elektrolyte, Kreatinin, Harn-
  stoff, GOT, GPT, Bilirubin
— Materialgewinnung zum Staphylokokkennachweis (Vaginal-, Haut-, Schleim-
  hautabstriche)
— Abnahme von Blutkulturen, 2–3 Abnahmen bei Fieberanstieg und Schüttel-
  frost

■ **Differenzialdiagnose**
Sepsis anderer Ursache, Scharlach, Leptospirose, Kawasaki-Syndrom, Lyell-Syndrom,
Arzneimittelallergie

■ **Therapie**
Die Therapie entspricht ▶ Abschn. 1.1.2, Therapie.
    Als Antibiotikum Flucloxacillin (Staphylex) 3- bis 4-mal 1–2 g i.v./24 h verab-
reichen.

3.11 Adnexitis, Pelveoperitonitis

■ **Ursache**

Als Ursache kommen aszendierende und deszendierende Infektionen mit breitem Erregerspektrum infrage:

━ Aszendierende Infektion (häufig):
  — Kolpitis führt zu Endometritis, Salpingitis, Adnexitis, Pelveoperitonitis, Peritonitis, Sepsis, septischem Schock (▶ Abschn. 1.1.2)
  — Abort, Partus, IUP, intrauterine Operation
━ Deszendierende Infektion (seltener):
  — Per continuitatem: Appendizitis, perityphlitischer Abszess, Sigmoiditis, Peritonitis
  — Hämatogene Ausbreitung: Tuberkulose
━ Infektionserreger:
  Strepto-, Staphylo-, Enterokokken, Kolibakterien, Anaerobier, Mykoplasmen, Chlamydien (30–40 %), Gonokokken

■ **Klinik**

━ Akute Adnexitis:
  — Plötzliche Unterbauchschmerzen, einseitig oder beidseitig
  — Fieber
  — Übelriechender, gelblich-grünlicher Fluor vaginalis
  — Postmenstruelle Schmierblutungen
  — Schmerzen beim GV
  — Übelkeit, Meteorismus, Brechreiz (Pelveoperitonitis)
  — Abwehrspannung der Bauchdecken (Pelveoperitonitis)
  — Wechsel von Obstipation und Diarrhö

🛑 **Cave**
Art und Schwere der Infektionssymptomatik sind unterschiedlich, dadurch 40–50 % Fehldiagnosen.

━ Chronische Adnexitis: Restzustände einer akuten Adnexitis mit Beschwerden in Abhängigkeit von der Aktivität der Entzündung (BSG guter Indikator), häufig sind festzustellen:
  — Unterbauchschmerzen
  — Kreuzschmerzen (Adhäsionen)
  — Retroflexio uteri fixata
  — Dysmenorrhö
  — Dyspareunie
  — Rezidivierender Fluor vaginalis
  — Psychische Auswirkungen

❶ Cave

Chronische Adnexitis kann jederzeit in akuten Schub übergehen.

- **Diagnostik**
  - Druckdolenz der Adnexe ein- oder beidseitig, im gesamten Unterbauch bei Pelveoperitonitis
  - Dolente, teigige Adnextumore
  - Portioschiebeschmerz
  - Dolente Tumorbildung im kleinen Becken bei Abszedierung: Pyosalpinx, Tuboovarialabszess, Douglas-Abszess
  - Nativsekret/Amintest: Aminkolpitis, Leukozyten, Erythrozyten, Kokken, Döderlein-Bakterien, Trichomonaden
  - Mikrobiologischer Zervixabstrich für Kultur und Resistenzprüfung. Abnahme **vor** Antibiotikagabe!
  - Ultraschall: freie Flüssigkeit, Ovarien unscharf, Saktosalpinx, Adnextumoren
  - Labor: BB, BSG, CRP, β-HCG, Urinsediment, Gerinnungsstatus (Quick, PTT, PTZ, Thrombozyten)
  - Laparoskopie: massive Hyperämie des inneren Genitals, entzündliche Auflagerungen, Pyo-, Hydro-, Saktosalpinx, Exsudat in der Bauchhöhle, Sekretentnahme für Kultur und Resistenzprüfung

- **Differenzialdiagnose**

Appendizitis, Extrauteringravidität (❏ Tab. 3.1), Endometriose, M. Crohn, Colitis ulcerosa, Divertikulitis

- **Therapie**
  - Antiphlogistika: Diclofenac (Voltaren) 100–150 mg/24 h p.o. oder Ibuprofen (Urem) max. 800 mg/24 h p. o.
  - Antibiotika: Bei schwerem Krankheitsbild i.v.-Antibiose mit effektivem Antibiotikum 10 Tage, nach Entfieberung noch 1–2 Tage. Initialtherapie mit Tetracyclinen (DoxyHexal) 1. Tag 200 mg, dann 100 mg/24 h i.v. + Metronidazol 3-mal 500 mg/24 h i.v. **oder** Fluorochinolone (Tavanic) 2-mal 500 mg/24 h i.v. + Metronidazol (s. oben). Umsetzen auf spezifische Antibiotika nach Kultur und Resistenzprüfung!
  - Operative Therapie: Laparotomie bei Tuboovarialabszessruptur, Peritonitis, Versagen der konservativen Therapie, Ileus. Douglas-Punktion und Drainage bei Douglas-Abszess
  - Konservative Maßnahmen: Bettruhe und Eisblase, lokale Scheidensanierung (Traumasept), IUP-Entfernung, ausreichende Flüssigkeitszufuhr

◻ Tab. 3.1 Differenzialdiagnose von Adnexitis, Appendizitis und Extrauteringravidität

Diagnose	Adnexitis	Appendizitis	Extrauteringravidität
Schmerz	Ziehend, beidseitig	Wandernd zum McBurney	Einseitig, stechend, krampfartig
Befund	Portioschiebeschmerz, dolente Adnexe, übelriechender, eitriger Fluor	Loslassschmerz, Übelkeit, Stuhlverhalt, kein Fluor	Portioschiebeschmerz, Schmierblutung, kein Fluor
Zyklus-anamnese	Beginn oft postmenstruell	Unauffällig	Sekundäre Amenorrhö, β-HCG positiv
Temperatur rektal/axillar	Differenz >1 °C	Differenz >1 °C	Keine Differenz
Labor	Leukozyten erhöht	Leukozyten >10.000/µl	Leukozyten normal
Ultraschall	Freie Flüssigkeit, Ovarien unscharf, Tube darstellbar, Adnextumoren	Genitale unauffällig	Freie Flüssigkeit, leeres Uteruskavum, Tube oft verdickt, selten extra-uterine Fruchtblase
Komplika-tionen	Begleitappendizitis, Pelveoperitonitis, EU, Verwachsungen	Begleitadnexitis, Perforation, Verwachsungen	Tubarruptur, Schock, EU-Rezidiv

3.12 Bartholin-Abszess

- **Ursache**
- Primäre Infektion und Verschluss des Ausführungsganges der Bartholin-Drüse
- Sekundäre Infektion der aufgestauten Drüse mit Abszessbildung
- Infektionserreger: Staphylokokken, Kolibakterien, Anaerobier, Gonokokken

- **Klinik**
- Starke Schmerzen beim Sitzen, Gehen und bei der Defäkation
- Entzündliche Tumorbildung im hinteren Drittel der großen Labie, einseitige Rötung und Schwellung

- **Therapie**
- Inzision an der Innenseite der großen Labie mit Drainage
- Mikrobiologische Abstriche für Kultur und Resistenzprüfung

Notfälle in der Schwangerschaft

4.1   Abort (Fehlgeburt)

- **Definition**

Vorzeitige Beendigung einer Schwangerschaft mit oder ohne Ausstoßung der toten Frucht mit einem Gewicht unter 500 g.

- **Ursache**

Variable maternale und/oder fetale Ursachen, häufig chromosomale Aberrationen

- **Klinik**
- Abort mit starker Blutung:
  - Sekundäre Amenorrhö
  - Schwangerschaftstest positiv
  - Unterbauchschmerzen (Kontraktionen)
  - Starke, vaginale Blutung
  - Gewebeabgang (Fetus, Plazenta)
- Septischer Abort:
  - Fieber >39 °C, Schüttelfrost
  - Vaginale Blutung mäßig bis stark
  - Eitriger Fluor
  - Abwehrspannung der Bauchdecken (Pelveoperitonitis)
  - Übelkeit, Meteorismus, Brechreiz (Pelveoperitonitis)
  - Bewusstseinseintrübung
  - Oligurie, Anurie (▶ Abschn. 1.4)
  - Tachypnoe, Dyspnoe
  - Septischer Schock (▶ Abschn. 1.1.2, Klinik)

- **Diagnostik und Überwachung**
- Abort mit starker Blutung:
- RR, Pulsoxymetrie, Atemfrequenz
- Gynäkologische Untersuchung: Blutungsstärke, Zervikalkanal geschlossen oder offen, Abortgewebe sichtbar (Histologie), Uteruskonsistenz und -größe, Adnex-befund
- Ultraschall
  - Körpertemperatur
  - Urinausscheidung, Diurese >0,5 ml/kg KG/h erforderlich
  - Labor: BB, Blutgruppe, Kreuzprobe, Gerinnungsstatus (Quick, PTT, PTZ, Thrombozyten, Fibrinogen, FSP, AT III)
  - Volumenmangelschock (▶ Abschn. 1.1.1, Diagnostik und Überwachung)
- Septischer Abort:
  - RR, Pulsoxymetrie, Atemfrequenz
  - Gynäkologische Untersuchung (s. oben)

- Ultraschall
- Körpertemperatur
- Bilanzierung Ein- und Ausfuhr, Diurese >0,5 ml/kg KG/h erforderlich
- Labor: BB, CRP, PMN-Elastase, BSG, Blutgruppe, Kreuzprobe, Gerinnungsstatus (Quick, PTT, PTZ, Thrombozyten, Fibrinogen, FSP, AT III, D-Dimere), Elektrolyte, Harnstoff, Kreatinin, GOT, GPT, Bilirubin
- Mikrobiologischer Zervixabstrich für Kultur und Resistenzprüfung
- BGA (▶ Abschn. 2.4)
- Septischer Schock (▶ Abschn. 1.1.2, Diagnostik und Überwachung)

Sofortmaßnahmen

- Lebensbedrohliche Blutung:
  - Lagerung flach, Beine hoch (30°, Autotransfusion), sterile Vorlage im Vulvabereich
  - Venöse Zugänge, 2–3 großlumige periphere Verweilkanülen
  - Volumenersatz (▶ Abschn. 1.1.1, Sofortmaßnahmen)
  - Sauerstoffzufuhr: Maske, Nasensonde
  - Rettungswagen, Rettungshubschrauber
- Septischer Abort:
  - Venöse Zugänge, 2–3 großlumige periphere Verweilkanülen
  - Volumenersatz (▶ Abschn. 1.1.1, Sofortmaßnahmen)
  - Sauerstoffzufuhr: Maske, Nasensonde
  - Rettungswagen, Rettungshubschrauber

- **Differenzialdiagnose**

Extrauteringravidität (▶ Abschn. 4.2), Blasenmole (▶ Abschn. 4.3), Karzinomblutung (▶ Abschn. 3.1), Adnexitis, Pelveoperitonitis (▶ Abschn. 3.11)

- **Therapie**
- Abort mit starker Blutung:
  - Großzügiger Volumenersatz (▶ Abschn. 1.1.1, Therapie)
  - Erythrozytenkonzentrate bei Blutverlust über 1500 ml (◘ Tab. 1.1)
  - Abortkürettage nach Zervixdilatation (>Hegar 14, Vorsicht!) in Narkose
  - Uterotonika: Oxytocin (Syntocinon) 3 IE/10 IE i.v./i.m., Methylergometrin (Methergin) 0,2 mg i.v./im. oder bei starker Blutung: Sulproston (Nalador-500) 500 µg (1 Amp.) auf 250 ml 0,9 % NaCl über Perfusor 50–500 ml/h (2–17 µg/min) i.v. intra- bzw. postoperativ
  - Analgesie: N-Butylscopolamin (Buscopan) i.m., Piritramid (Dipidolor) i.m./i.v.
  - Anti-D-Prophylaxe (Rhophylac) bei rh-negativen Frauen

— Septischer Abort (► Abschn. 1.1.2, Therapie):
  — Antibiotika: Initialtherapie mit Cefotaxim (Claforan) 3-mal 2 g/24 h i.v. und Metronidazol 2-mal 500 mg/24 h i.v. Umsetzen auf spezifische Antibiotika nach Kultur und Resistenzprüfung!
  — Entleerung des Uterus durch Weheninduktion mit Sulproston (Nalador-500) 500 µg (1 Amp.) auf 250 ml 0,9 % NaCl über Perfusor 50–250 ml/h (2–8 µg/min) i.v. Vorsicht, kein Zervixpriming durch lokale Prostaglandinanwendung!
  — Nach Ausstoßung schonende Kürettage
  — Uterotonika (s. oben)
  — Analgetika (s. oben)
  — Anti-D-Prophylaxe (Rhophylac) bei rh-negativen Frauen

4.2 Extrauteringravidität

■ **Definition**

Schwangerschaft außerhalb des Cavum uteri, in 99 % als Tubargravidität. Ovarial- oder Abdominalschwangerschaften selten.

■ **Ursache**

Verzögerung des Eitransportes (Hormone, IUP), Störung der Tubendurchgängigkeit (Endometriose, Adnexitis), peritubare Verwachsungen

■ **Klinik**

🛑 **Cave**
Klinik ist abhängig von Lokalisation der Tubargravidität.

— Implantation im ampullären Tubenteil führt zum Tubarabort mit chronischem Verlauf (◘ Abb. 4.1):
  — Sekundäre Amenorrhö 6–8 Wochen, Schwangerschaftstest positiv
  — Schwache vaginale Blutung
  — Unterbauchschmerz, meist einseitig, wehenartig in Schüben
  — Schwächezustände, Kollapsneigung
— Implantation im isthmischen Tubenteil führt zur Tubarruptur mit akuter Symptomatik (◘ Abb. 4.1):
  — Sekundäre Amenorrhö 6–8 Wochen, Schwangerschaftstest positiv
  — Plötzlicher, starker Zerreißungsschmerz
  — Schulterschmerz (N. phrenicus)
  — Abwehrspannung der Bauchdecken und akutes Abdomen (► Abschn. 1.6)
  — Rapide Verschlechterung des Allgemeinzustandes mit folgendem Volumenmangelschock (► Abschn. 1.1.1)

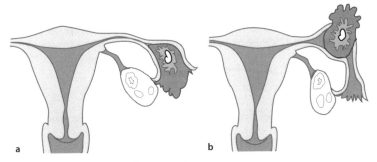

◘ Abb. 4.1 Tubarabort (**a**) und Tubarruptur (**b**)

Sofortmaßnahmen

— ► Abschn. 1.1.1, Sofortmaßnahmen
— Rettungswagen, Rettungshubschrauber

▪ **Diagnostik**

❗ **Cave**
Reihenfolge und Umfang der Diagnostik richten sich nach dem Zustand der Patientin.

— Gynäkologische Untersuchung:
Vaginale Schmierblutung, Uterus etwas aufgelockert, jedoch Größe entspricht nicht SSW, Portioschiebeschmerz, dolente, teigige Resistenz im Adnexbereich, Douglas-Raum oft druckschmerzhaft und vorgewölbt
— Ultraschall:
Uteruskavum leer, hochaufgebautes Endometrium, freie Flüssigkeit im Douglas-Raum bzw. in der Bauchhöhle, ektope Fruchtblase?
— Douglas-Punktion:
Nachweis von Koagel oder frischem Blut bei Tubarruptur und -abort möglich. Diagnostischer Wert zugunsten von US und Laparoskopie stark zurückgegangen!
— Labor:
β-HCG im Serum oder Urin positiv (Werte jedoch niedriger als für SSW), BB, Blutgruppe, Kreuzblut, Gerinnungsstatus (Quick, PTT, PTZ, Thrombozyten), Elektrolyte
— Laparoskopie:
Blut im Abdomen, bläulich-rote aufgetriebene Tube, Hämatosalpinx, peritubares Hämatom, rupturierte Tube?

- **Differenzialdiagnose**

Abort (▶ Abschn. 4.1), schmerzhafte Frühgravidität, Appendizitis (◘ Tab. 3.1), akute Adnexitis (◘ Tab. 3.1), Ovarialzystenruptur (▶ Abschn. 3.7), stielgedrehter Adnextumor (▶ Abschn. 3.8)

- **Therapie**

 Cave

Kinderwunsch zwingt zu tubenerhaltendem Vorgehen (Anamnese, präoperatives Gespräch).

— Laparotomie:
  Primär bei Schock (Tubarruptur), sekundär bei laparoskopisch nicht operablem Befund. In der Regel keine primäre Laparotomie!
— Laparoskopie:
  — Organerhaltendes Vorgehen: Absaugen von Blut und Koagel, Nidationsstelle sichten, aus Tubentrichterbereich lässt sich Fruchtanlage meist durch Exprimieren oder Absaugen entfernen, sonst Salpingotomie, Exprimieren der EU, ggf. Naht der Tube, ausgiebige Spülung zur Adhäsionsprophylaxe
  — Salpingektomie: Tube und Fruchtanlage werden durch 3-Schlingen-Technik oder nach bipolarer Koagulation von Gefäßen der Mesosalpinx abgetragen, ausgiebige Spülung zur Adhäsionsprophylaxe
— Konservatives Vorgehen:
  Bei V. a. Tubarabort mit blander Symptomatik und β-HCG < 300 U/l, keine wesentliche Blutung ins Abdomen (US), BB unauffällig, abwartende Haltung unter stationärer Kontrolle zu verantworten
— Anti-D-Prophylaxe (Rhophylac) bei rh-negativen Frauen

4.3   Blasenmole

- **Definition**

Hydropische Degeneration der Trophoblastzotten mit und ohne Embryo; Zotten sind in stecknadelkopf- bis bohnengroße Bläschen umgewandelt. Fließende Übergänge zu invasiven und metastasierenden Formen gestationsbedingter Trophoblasterkrankungen möglich.

- **Klinik**
— Sekundäre Amenorrhö, Schwangerschaftstest positiv
— Hyperemesis, übersteigerte Schwangerschaftsbeschwerden
— Vaginale Blutung: Schmierblutung bis starke, lebensbedrohliche Blutung
— Abgang von »Bläschen«
— Wehenartige Unterbauchschmerzen

Sofortmaßnahmen

- Starke, lebensbedrohliche Blutung: ▶ Abschn. 4.1, Sofortmaßnahmen, Therapie
- Rettungswagen, Rettungshubschrauber

■ **Diagnostik**

- Gynäkologische Untersuchung: Uterus für SSW zu groß, Konsistenz teigig und weich, uterine Blutung von wechselnder Stärke
- β-HCG: Serumwerte stark bis extrem erhöht (>1 Mio. U/l)
- Ultraschall: echoreiche, wabige Struktur der Plazenta, ggf. Tiefenwachstum in das Myometrium, bei partieller Mole auch Amnionhöhle und Embryo, evtl. Herzaktionen
- Luteinzysten der Ovarien (10 %), meist doppelseitig

■ **Differenzialdiagnose**

Abort (▶ Abschn. 4.1), Mehrlingsgravidität (▶ Abschn. 5.3)

■ **Therapie**

Die Therapie richtet sich nach der Klinik:

- Starke, bedrohliche Blutung:
  - Saugkürettage (Hegar 14), anschließend Revision des Uteruskavums mit großer, stumpfer Kürette
  - Uterotonika: Sulproston (Nalador-500) 500 μg (1 Amp.) auf 250 ml 0,9 % NaCl über Perfusor 50–250 ml/h (2–8 μg/min) i.v.
- Uterusperforation oder lebensbedrohliche Blutung erfordern Hysterektomie

❶ **Cave**
Erythrozytenkonzentrate bereitstellen, je größer der Uterus, umso mehr.

- Intakte Blasenmole: Entleerung des Uterus nach Zervixreifung und Weheninduktion (▶ Abschn. 4.1, septischer Abort, Therapie)

4.4 Placenta praevia

■ **Definition**

Abnorme Plazentation in den zervixnahen Abschnitten des Uterus. Es werden dabei die Placenta praevia totalis, partialis und marginalis von der tiefsitzenden Plazenta unterschieden.

- **Ursache**

Unklar

- **Klinik**
- Rezidivierende oder kontinuierliche Blutung wechselnder Stärke (Schmierblutung bis Massivblutung!) in der 2. Schwangerschaftshälfte **oder** unter der Geburt
- Oft vorher »annoncierende« Blutungen (Anamnese!)
- Keine Schmerzen, Abdomen nicht gespannt (DD vorzeitige Plazentalösung)
- Meist keine oder nur geringe Wehentätigkeit
- Blutung sub partu beginnt vor Blasensprung!
- Vorangehender Teil des Kindes über Beckeneingang, oft Lageanomalie (Schräg- oder Querlage!)

Sofortmaßnahmen

- Keine vaginale oder rektale Tastuntersuchung!
- Keine Tamponade!
- Lagerung flach, Beine hoch (30°, Autotransfusion), sterile Vorlage im Vulvabereich
- Venöse Zugänge, 2–3 großlumige periphere Verweilkanülen
- Volumenersatz (▶ Abschn. 1.1.1, Sofortmaßnahmen)
- Sauerstoffzufuhr: Maske, Nasensonde
- Rettungswagen, Rettungshubschrauber
- Lebensbedrohliche Blutung in der Klinik:
  - Sofort Operationslagerung
  - Volumenersatz (▶ Abschn. 1.1.1, Sofortmaßnahmen)
  - Sofort Sectio caesarea
  - Weiterer Volumenersatz (▶ Abschn. 1.1.1, Therapie)
  Cave: Verlustkoagulopathie (◘ Tab. 1.2)

- **Diagnostik**
- Anamnese:
  Mutterpass anschauen! Plazentalokalisation bei früherer Sonografie?
- Ultraschall:
  Abdominaler US (volle Harnblase), Plazentasitz, Lage und Größe des Feten, retroplazentares Hämatom?
- Spekulumuntersuchung:
  MM-Weite, Blutung aus Ektopie, Varizen, Zervixkarzinom, Plazentagewebe sichtbar?

- CTG:
Kindliche Herzfrequenz, Wehentätigkeit? Kind erst bei erheblichen Zottenein-
rissen gefährdet bzw. sekundär bei hohem Blutverlust der Mutter
- Labor:
BB, Blutgruppe, Kreuzblut, Gerinnungsstatus (Quick, PTT, PTZ, Thrombo-
zyten), Elektrolyte, HbF-Färbung (Vaginalblut)

■ **Differenzialdiagnose**

Vorzeitige Plazentalösung (▶ Abschn. 4.5), Zervixkarzinom, Portioerosion, Varizen,
verstärktes Zeichnen bei drohender Frühgeburt

■ **Therapie**

Die Therapie richtet sich nach der Blutungsstärke:
- Lebensbedrohliche Blutung (s. Sofortmaßnahmen)
- Mittelstarke Blutung:
  - Placenta praevia totalis oder partialis: Sectio caesarea
  - Placenta praevia marginalis oder tiefsitzende Plazenta: Wenn kindlicher und
    mütterlicher Zustand sowie geburtshilfliche Situation es erlauben, vaginale
    Entbindung versuchen. Bei geschlossenem MM oder sekundär zunehmender
    Blutung Sectio caesarea notwendig!
- Schwache Blutung ohne Gefährdung: konservative Therapie (Tokolyse, Lungen-
  reifeförderung, Bluttransfusion) kann bei unreifem Kind sinnvoll sein
- Intrauteriner Fruchttod: Bei Gefährdung der Mutter (Placenta praevia totalis,
  starke Blutung) muss Sectio caesarea erfolgen!

4.5   Vorzeitige Plazentalösung

■ **Definition**

Blutung zwischen Plazenta und Uterusinnenwand. Retroplazentares Hämatom führt
zur Ablösung der normal sitzenden Plazenta.

■ **Ursache**

Präeklampsie, Hypertonus, Alkohol-, Nikotin- und Drogenabusus gelten als begüns-
tigende Faktoren. Äußeres Trauma (Verkehrsunfall, Prügelei) manchmal direkter
Auslöser, zumeist Ursache unklar (50–70 %).

■ **Klinik**

- Plötzlicher Dauerschmerz im Unterbauch
- Bretthartter, druckschmerzhafter Uterus (»Holzuterus«) durch Dauerkontraktion
  (Tetanus uteri bzw. »Wehensturm«)

- Vaginale Blutung (80 %), Blutverlust nach außen variabel, geringe Blutung auch bei schweren Fällen möglich!
- Volumenmangelschock: Blässe, Zyanose, Angst, kalter Schweiß, Tachykardie, Tachypnoe, Unruhe, Verwirrtheit, kollabierte Halsvenen, Bewusstlosigkeit
- Verbrauchskoagulopathie (◘ Tab. 1.2)

❶ Cave
Oft Diskrepanz zwischen vaginalem Blutverlust und Schocksymptomatik.

Sofortmaßnahmen
- Keine vaginale oder rektale Untersuchung!
- Lagerung flach, Beine hoch (30°, Autotransfusion)
- Venöse Zugänge, 2–3 großlumige periphere Verweilkanülen
- Volumensubstitution (▶ Abschn. 1.1.1, Sofortmaßnahmen)
- Sauerstoffzufuhr: Maske, Nasensonde
- Sedierung: Diazepam (Faustan) 5–10 mg i.v.
- Analgesie: Pethidin (Dolantin) 50–100 mg i.m.
- Rettungswagen, Rettungshubschrauber

▪ Diagnostik und Überwachung
- RR, Pulsoxymetrie, Atemfrequenz
- Ultraschall:
  - Retroplazentares Hämatom beweisend für die Diagnose
  - Schweregrad der Plazentaablösung: leicht entspricht 1/3, mittelschwer entspricht 1/3–2/3, schwer entspricht > 2/3 der Haftfläche
  - Frisches Hämatom hyperechogen, altes Hämatom hypoechogen im Vergleich zum Plazentagewebe
- CTG: Fetal-distress-Zeichen, in schweren Fällen zeigt sich Bradykardie
- Labor: BB, Blutgruppe, Kreuzblut, Gerinnungsstatus (Quick, PTT, PTZ, Thrombozyten, Fibrinogen, FSP, D-Dimere, AT III, Faktoren V, VIII, IX, X, XII, XIII), Elektrolyte, Harnstoff, Kreatinin
- BGA (▶ Abschn. 2.4)
- Bilanzierung Ein- und Ausfuhr, Diurese >0,5 ml/kg KG/h erforderlich

▪ Therapie
Bei massiver Plazentalösung gilt zu verhindern:
- Volumenmangelschock (▶ Abschn. 1.1.1)
- Verbrauchskoagulopathie (◘ Tab. 1.2)
- Akutes Nierenversagen (▶ Abschn. 1.4)

Folgende Therapie ist einzuleiten:
- Volumenersatz (▶ Abschn. 1.1.1, Sofortmaßnahmen, Therapie)
- Heparinisierung: 300–800 IE/h i.v. über Perfusor bei Verbrauchskoagulopathie, wenn AT III >70 %. PTT-Kontrollen!
- FFP, Thrombozytenkonzentrat, Gerinnungsfaktoren
- AT III <50 %: Kybernin 1000–2000 IE i.v. initial, dann 25 IE/kg KG nach Laborkontrollen alle 2–4 h
- Quick-Wert <30 %: PPSB (25 IE/kg KG)
- Fibrinogen <100 mg/dl: Fibrinogenkonzentrat (Haemocomplettan) 1–2 g i.v.
- Analgesie: Pethidin (Dolantin) 50–100 mg i.v. oder Piritramid (Dipidolor) 15–30 mg i.v.

Grundsätze für das weitere Vorgehen:
- Gerinnungsstörung oder lebensbedrohliche Blutung: sofort Sectio caesarea aus mütterlicher Indikation; Verbrauchskoagulopathie max. prä-, intra- und postoperativ behandeln (▶ Abschn. 1.1.1)
- Lebendiges oder lebensfähiges Kind: Sofort Sectio caesarea, wenn Spontangeburt nicht unmittelbar bevorsteht. Gerinnungsstatus!
- Kind abgestorben: Vaginale Entbindung anstreben. Blasensprengung, Oxytocin-Infusion (Syntocinon 5 IE/500 ml Glukose 5 %) oder Sulproston (Nalador-500) 500 µg, (1 Amp.) auf 250 ml 0,9 % NaCl über Perfusor 50–250 ml/h (2–8 µg/min) i.v. Gerinnungsstatus! Bei beginnender Verbrauchskoagulopathie sofort Sectio caesarea aus mütterlicher Indikation

4.6   Eklamptischer Anfall

■ **Definition**
Generalisierte tonisch-klonische Krämpfe mit Bewusstlosigkeit im Rahmen einer schwangerschaftsinduzierten Hypertonie.

■ **Ursache**
Vasospasmus der Hirngefäße

■ **Klinik**
- Prodromalzeichen (drohende Eklampsie):
  - Kopfschmerzen, Augenflimmern, Sehstörungen, Ohrensausen
  - Übelkeit, Erbrechen, Schwindel, Somnolenz
  - Motorische Unruhe vor tonisch-klonischem Krampfanfall
- Tonische Phase (20 s):
  - Muskelstarre infolge Dauerkontraktion: fibrilläre Zuckungen im Gesicht, Kopf steif zur Seite gedreht, Arme angewinkelt, Beine angezogen

- Protrusio bulbi, Pupillen weit, starrer Blick
- Atemstillstand
- Klonische Phase (1–2 min):
    - Rhythmische Zuckungen mit Kontraktion und Entspannung in kurzen Intervallen, Beginn im oberen Körperbereich, Ausbreitung zu den Extremitäten
    - Zungenbiss
    - Stöhnende Atmung
    - Zyanose
- Koma: nicht obligat, Dauer unterschiedlich

Sofortmaßnahmen

- Licht- und Lärmreize vermeiden: Fenster schließen (Straßenlärm), Raum abdunkeln
- Aspiration und Zungenbiss verhindern (stabile Seitenlagerung)
- Antikonvulsiva: Diazepam (Faustan) 10–20 mg über 2 min i.v. (Atemdepression!) oder Magnesiumsulfat (Mg-5-Sulfat-Amp. 50 % entspricht 5 g/10 ml) 2–4 g langsam i.v.
- Antihypertonika (RR >170/110 mmHg): Dihydralazin (Nepresol Inject) 6,25–12,5 mg entspricht 1/4–1/2 Amp. über 2 min i.v., auf RR-Abfall achten, CTG-Kontrolle
- Atemwege freihalten
- Sauerstoffzufuhr: Maske, Nasensonde
- Venöse Zugänge, 2–3 großlumige periphere Verweilkanülen
- Rettungswagen, Rettungshubschrauber

- **Diagnostik und Überwachung**
- RR, Pulsoxymetrie, Atemfrequenz (Atemfrequenz <12/min: mögliche Mg-Überdosierung!)
- EKG
- ZVK, ZVD 0–12 cm H_2O (▶ Abschn. 2.2, 2.3)
- BGA (▶ Abschn. 2.4)
- Neurologischer Status: Hyperreflexie? Hyporeflexie (mögliche Mg-Überdosierung)?
- US, Doppler-US
- CTG: Dauerüberwachung (Kreißsaal)
- Labor: BB, Elektrolyte, Kreatinin, Harnsäure, Gesamt-EW, BZ, GOT, GPT, LDH, Gerinnungsstatus (Quick, PTT, PTZ, Thrombozyten, Fibrinogen, FSP, D-Dimere, AT III, Faktor V)

- Bilanzierung Ein- und Ausfuhr, Diurese >0,5 ml/kg KG/h erforderlich, Gewichts- und Ödemkontrolle, Proteinurie >300 mg/24 h?
- Augenhintergrundkontrolle

■ **Differenzialdiagnose**

Epilepsie (▶ Abschn. 1.3), Coma uraemicum, Coma hepaticum, Coma diabeticum (▶ Abschn. 1.2), hysterischer Anfall, Sinusvenenthrombose, Subarachnoidalblutung, Intoxikation

■ **Therapie**

Die weiteren Behandlungsmaßnahmen sind auf die Vermeidung erneuter Krampfanfälle gerichtet.

Die aktuelle klinische Situation muss berücksichtigt werden:

- Antikonvulsiva: Magnesiumsulfat (Mg-5-Sulfat-Amp. 50 % entspricht 5 g/10 ml) 1 g/h i.v. über Perfusor. Vorsicht: Bei Überdosierung droht Atemstillstand, Kontrolle des Magnesiumspiegels (2–3 mmol/l). Mg-Antidot: Kalziumglukonat 10 % 10 ml über 3 min i.v. oder Diazepam (Faustan) 3–5 mg/h i.v. über Perfusor (max. 120 mg/24 h)
- Antihypertensiva: Dihydralazin (Nepresol Inject) 50 mg (2 Amp.) auf 500 ml 0,9 % NaCl, zunächst 20 ml/h i.v. über Perfusor, Dosierung nach RR (max. 100 mg/24 h) oder Urapidil (Ebrantil) 2–20 mg/h i.v. über Perfusor
- Hypovolämie: 10 % Hydroxyäthylstärke 200 (HAES-steril 10 %, Infukoll HES 10 %), max. 20 ml/kg KG/24 h, entspricht 1400 ml/70 kg KG

❶ **Cave**
Vorsicht! Keine Elektrolytlösungen, Gefahr von Lungen- und Hirnödem.

- Diuretika: Bei Oligurie, Lungenödem und Herzinsuffizienz Furosemid (Lasix) 10–20 mg i.v., ggf. Wiederholung mit höherer Dosierung, Bilanzierung Ein- und Ausfuhr, Elektrolytkontrollen!
- Beendigung der Schwangerschaft: Entscheidung zum vaginalen oder abdominalen Entbindungsmodus nach klinischen Befunden der Mutter und des Feten. Meist Sectio caesarea aus mütterlicher Indikation

❶ **Cave**
Jeder weitere eklamptische Anfall bedeutet Lebensbedrohung für die Schwangere.

4.7   HELLP-Syndrom

- **Definition**

Das HELLP-Syndrom ist eine Sonderform der Präeklampsie mit Hämolyse, Leberfunktionsstörung und Thrombozytopenie (»hemolysis, elevated liver enzymes, low platelet count«).

- **Ursache**

Primärursache ungeklärt, letztlich lässt sich die Symptomatik durch die Störung der Mikrozirkulation und die intravasale Gerinnungsaktivierung erklären.

- **Klinik**
- Oberbauchschmerz rechts und/oder Schmerz im Epigastrium (85–90 %)
- Kopfschmerzen (95 %), Sehstörungen, Augenflimmern
- Übelkeit, Erbrechen
- Ikterus
- Haut- und Schleimhautblutungen
- Somnolenz

🚫 **Cave**
Präeklampsiesymptomatik kann fehlen

Sofortmaßnahmen

- Antihypertonika (RR >170/110 mmHg) (▶ Abschn. 4.6, Sofortmaßnahmen). Vorsicht bei RR-Abfall, CTG-Kontrolle!
- Rettungswagen, Rettungshubschrauber

- **Diagnostik**

Es gilt zu verhindern:
- Verbrauchskoagulopathie (◨ Tab. 1.2)
- Akutes Nierenversagen (▶ Abschn. 1.4)
- Vorzeitige Plazentalösung (▶ Abschn. 4.5)
- Intrauterine Asphyxie (▶ Abschn. 5.9)
- Apoplektischer Insult
- Leberkapselruptur (▶ Abschn. 1.6, akutes Abdomen)

🚫 **Cave**
Maternale Mortalität 2–24 %.

Folgende Diagnostik ist einzuleiten (◻ Tab. 4.1):

- RR, Pulsoxymetrie, Atemfrequenz
- ZVK, ZVD (▶ Abschn. 2.2, 2.3)
- EKG
- BGA (▶ Abschn. 2.4)
- Neurologischer Status: Hyperreflexie?
- Augenhintergrundkontrolle
- Fetometrie, Doppler-US, Oberbauch-US
- Internistisches Konsil
- Bilanzierung Ein- und Ausfuhr, Diurese >0,5 ml/kg KG/h erforderlich, Gewichts- und Ödemkontrolle
- Proteinurie >300 mg/24 h?
- CTG: Daue005Füberwachung (Kreißsaal)
- Labor: BB, Haptoglobin, Gerinnungsstatus (Quick, PTT, PTZ, Thrombozyten, Fibrinogen, FSP, D-Dimere, AT III, Faktor V), Elektrolyte, Kreatinin, Harnstoff, Harnsäure, Gesamt-EW, BZ, GOT, GPT, γ-GT, LDH, Bilirubin

■ **Differenzialdiagnose**

Akute Hepatitis, Cholezystolithiasis, idiopathisch-thrombozytopenische Purpura (M. Werlhof), thrombotisch-thrombozytopenische Purpura (M. Moschcowitz), hämolytisch-urämisches Syndrom, akute Schwangerschaftsfettleber

◻ **Tab. 4.1** Diagnostik des HELLP-Syndroms

Untersuchung	Befund
Klinik	Schmerzen im Oberbauch rechts und/oder Epigastrium, Kopfschmerzen, Sehstörungen, Augenflimmern, Übelkeit, Erbrechen, Ikterus, Ödeme, Somnolenz
Befunde	RR ≥140/90 mmHg, Proteinurie >300 mg/24 h (bei 15 % keine Hypertonie oder Proteinurie vorhanden!)
Labor	Erniedrigte Werte: Hb, Thrombozytopenie <100.000/µl, Haptoglobin, AT III, Fibrinogen Erhöhte Werte: GOT, GPT, LDH, γ-GT, indir. Bilirubin, D-Dimere, Kreatinin, Harnsäure >5 mg %, BZ Blutausstrich: Fragmentozyten, Stachelzellen, Schistozyten, Polychromasie
Ultraschall	Leberhämatom, IUGR

- **Therapie**

Die Therapie orientiert sich an der des eklamptischen Anfalls (▶ Abschn. 4.6). Bei Progredienz muss die rasche Beendigung der Schwangerschaft in der Regel durch Sectio caesarea erfolgen. Vorher Ausgleich der Gerinnungsparameter, insbesondere Anhebung der Thrombozyten auf über 50.000/µl durch Thrombozytenkonzentrate sinnvoll. Konservatives Vorgehen nur bei leichterer Verlaufsform und kindlicher Unreife unter intensiver Überwachung ratsam. Glukokortikoide können zu einer passageren klinischen und biochemischen Remission des HELLP-Syndroms führen.

4.8   Amnioninfektionssyndrom

- **Definition**

Bakterielle Infektion der Fruchthöhle bei offener oder auch bei intakter Fruchtblase.

- **Ursache**

Vorzeitiger Blasensprung, protrahierter Geburtsverlauf, häufige vaginale Untersuchungen sub partu, lymphogene bzw. hämatogene Ausbreitung einer mütterlichen Infektion (intakte Fruchtblase).

Meist multimikrobielle Infektion: Strepto-, Entero-, Pepto- und Peptostreptokokken, Kolibakterien, Gardnerella vaginalis, Chlamydien, Ureaplasma urealyticum, Anaerobier, Clostridien, Bacteroides-fragilis-Gruppe.

- **Klinik**
- Mütterliche Symptomatik:
  - Fieber >38 °C axillar, Schüttelfrost
  - Tachykardie, Hypotonie
  - Vorzeitige Wehen, unspezifische Unterbauchschmerzen
  - Druckdolenz des Uterus
  - Fötider Ausfluss bzw. Fruchtwasserabgang
  - Septischer Schock (▶ Abschn. 1.1.2)
- Fetale Symptomatik:
  - Tachykardie >160 SpM ohne erkennbare Ursache (z. B. Tokolyse)

Sofortmaßnahmen

- RR, Puls, Atemfrequenz
- Venöse Zugänge, 2–3 großlumige periphere Verweilkanülen
- Volumenersatz: Elektrolytlösung (E 153), max. 40 ml/kg KG/24 h entspricht 2800 ml/70 kg KG
- Rettungswagen

> ⓘ **Cave**
> Man gibt 500 ml Elektrolytlösung zusätzlich pro 1 °C Fieber.

- ■ **Diagnostik und Überwachung**
- ═ RR, Pulsoxymetrie, Atemfrequenz
- ═ Körpertemperatur
- ═ Bilanzierung Ein- und Ausfuhr, Diurese >0,5 ml/kg KG/h erforderlich
- ═ CTG
- ═ EKG
- ═ Labor: BB (Linksverschiebung, >5 % Stabkernige, Leukozyten >15.000/µl), CRP (>10 mg/l), BSG, PMN-Elastase, Gerinnungsstatus (Quick, PTT, PTZ, Thrombozyten, Fibrinogen, FSP, D-Dimere, AT III, Faktor V), Urinsediment
- ═ Nativsekret/Amintest
- ═ Mikrobiologischer Zervixabstrich für Streptokokken-Schnelltest, Kultur und Resistenzprüfung. Abnahme vor Antibiotikagabe!
- ═ Fetometrie, Doppler-US
- ═ Amniozentese: bei intakter Fruchtblase und unklarer Diagnose Gewinnung von Fruchtwasser für mikrobiologische Untersuchung sinnvoll
- ═ Klinische und technische Untersuchungen zur Diagnose anderer Infektionen außerhalb des Uterus (DD Harnwegsinfektion, Gastroenteritis, Appendizitis, Infektion des Respirationstraktes)

- ■ **Therapie**
- ═ In schweren Fällen:
  Schwangerschafts- oder Geburtsbeendigung. Je nach geburtshilflicher Situation vaginaler oder abdominaler Entbindungsmodus, meist Sectio caesarea. Postpartale Antibiotikatherapie von Mutter und Neugeborenem, bei septischem Schock (▶ Abschn. 1.1.2, Therapie)
- ═ In leichteren Fällen und bei Unreife des Feten:
  Versuch der Stabilisierung durch hochdosierte i.v.-Antibiotikagabe:
  - ─ Acylaminopenicilline (Baypen, Piperacillin)
  - ─ Cefotaxim (Claforan) und Clindamycin (Sobelin)
  - ─ Meropenem (Meronem)

4.9 Unfalltrauma

- ■ **Definition**

Äußere Gewalteinwirkung auf den Organismus der Schwangeren. Bis zur 16. SSW schützt der Beckenring die Schwangerschaft, danach kann der Uterus von einer Gewalteinwirkung direkt betroffen werden. Neben den Folgen äußerer Gewalteinwirkung, die in den Bereich der Unfallheilkunde gehören, sind in der Schwangerschaft speziell zu befürchten:

- Vorzeitige Plazentalösung (▶ Abschn. 4.5)
- Frühgeburt (▶ Abschn. 5.2)
- Uterusruptur (▶ Abschn. 5.8)
- Intrauterine Asphyxie (▶ Abschn. 5.9)
- Intrauteriner Fruchttod (▶ Abschn. 4.10)

■ **Ursache**
- Stumpfes Bauchtrauma (Verkehrs- und Sportunfall, Prügelei, Sturz)
- Stich- und Schussverletzung

Sofortmaßnahmen

- Orientierende Untersuchung der Unfallpatientin:
  - Schock (▶ Abschn. 1.1)
  - Atem- und Kreislaufstillstand (▶ Abschn. 2.1)
  - Abdominale Verletzung und/oder Hämatome
  - Offenes Bauchtrauma
  - Pfählungsverletzung
- Unfallanamnese: Unfallhergang und Unfallfolgen!
- Zustand des Feten:
  - Herztöne (Stethoskop, Doptone-Gerät) oder CTG
  - US (Herzaktion, retroplazentares Hämatom, Fruchtwassermenge?)
  - Doppler-US
- Venöse Zugänge, 2–3 großlumige periphere Verweilkanülen
- Volumenersatz (▶ Abschn. 1.1.1)
- Rettungswagen, Rettungshubschrauber

---

❶ **Cave**
Keine Entfernung der eingedrungenen Fremdkörper am Unfallort wegen der Gefahr einer lebensbedrohlichen Blutung.

■ **Klinik**
- Dauerschmerz im Unterbauch
- Vaginale Blutung unterschiedlicher Stärke
- Fruchtwasserabgang, Wehentätigkeit, Geburtsbeginn
- Keine Herztöne, keine Kindsbewegungen

■ **Diagnostik**

= CTG: Dauerüberwachung (Kreißsaal)
= Gynäkologische Untersuchung: Blutung ex utero, Portiobefund, MM-Weite, Fruchtblase sichtbar?
= US, Doppler-US (auch durch Chirurgen, Unfallchirurgen, Urologen u. a.)
= Radiologische Diagnostik: Röntgen, CT, MRT (Strahlenexposition des Feten berücksichtigen!)

❶ **Cave**
Abort, vorzeitige Plazentalösung und intrauteriner Fruchttod können noch Tage nach dem Trauma auftreten.

■ **Therapie**
Unfalltrauma und Schwangerschaft verlangen eine interdisziplinäre Therapie! Geburtshilfliche Entscheidungen sind abhängig von:

= Mütterlichem Zustand und Prognose
= Beeinträchtigung des Feten und Schwangerschaftsalter

❶ **Cave**
Anti-D-Prophylaxe bei rh-negativen Patientinnen.

4.10 **Intrauteriner Fruchttod**

■ **Definition**
Absterben des Feten nach dem 6. Schwangerschaftsmonat (fetales Gewicht ≥500 g).

■ **Ursache**
Vorzeitige Plazentalösung (▶ Abschn. 4.5), Diabetes mellitus, Präeklampsie, Übertragung, Nabelschnurkomplikation, M. haemolyticus fetalis, Fehlbildungen, Drogenabusus, Infektionen

■ **Klinik**
= Keine Kindsbewegungen
= Vaginale Blutung
= Fruchtwasserabgang (bräunlich-blutig)
= Abnahme von Bauchumfang und Fundusstand
= Abnahme der subjektiven Schwangerschaftszeichen

- **Diagnostik**
- Anamnese: Kindsbewegungen bis wann, Gewalteinwirkung, vaginale Blutung, Fruchtwasserabgang, Unterbauchschmerzen?
- CTG: keine fetale Herzaktion
- Ultraschall: keine Herzaktion, keine Kindsbewegungen, retroplazentares Hämatom?
- Labor: BB, CRP, Blutgruppe, Kreuzblut, Gerinnungsstatus (Quick, PTT, PTZ, Thrombozyten, Fibrinogen, FSP, AT III), Elektrolyte, GOT, GPT, LDH, Bilirubin, Kreatinin, Harnstoff, Harnsäure

- **Therapie**

Es gilt zu verhindern:
- Verbrauchskoagulopathie (◻ Tab. 1.2)
- Amnioninfektionssyndrom (▶ Abschn. 4.8)

❶ **Cave**
4 Wochen nach Absterben des Kindes droht Verbrauchskoagulopathie.

Therapeutisch geht man folgendermaßen vor:
- Geburtseinleitung: zunächst Zervixreifung mit Gemeprost (Cergem) 1 mg Vaginaltablette alle 3–6 h (max. 5 mg/24 h), nach 6–8 h folgt Weheninduktion mit Sulproston (Nalador-500) 500 µg (1 Amp.) auf 250 ml 0,9 % NaCl über Perfusor 50–250 ml/h (2–8 µg/min) i.v.
- RR, Pulsoxymetrie, Atemfrequenz
- EKG
- Bilanzierung Ein- und Ausfuhr, Diurese >0,5 ml/kg KG/h erforderlich
- Sedierung: Diazepam (Faustan) 5–10 mg i.m.
- Analgesie: Pethidin (Dolantin) 50–100 mg i.m.
- Periduralanästhesie (Gerinnungsstatus!)

4.11   Drogenabusus

- **Definition**

Drogenabhängigkeit bedeutet das sowohl körperlich sowie seelisch begründete »Nicht-mehr-entbehren-Können« eines Suchtmittels (Heroin, Codein, Morphinderivate, Benzodiazepine, Amphetamine, Kokain, Marihuana, Alkohol, Nikotin).

- **Komplikation**

Vorzeitige Plazentalösung (▶ Abschn. 4.5), intrauteriner Fruchttod (▶ Abschn. 4.10), Plazentainsuffizienz, intrauterine Wachstumsretardierung, Embryopathie, Hepatitis C und B, HIV-Infektion

■ **Betreuung und Behandlung**

▬ Genaue Drogenanamnese!

▬ Erkennen des Entzugssyndroms:

  ▬ Mutter: Unruhe, Tremor, Schwitzen, Unterbauchschmerzen

  ▬ Kind: starke Kindsbewegungen, intrauterine Asphyxie (CTG!)

▬ Behandlung des Entzugssyndroms:

  Levomethadon (L-Polamidon) 2,5–5 mg i.m./i.v. initial, ggf. zusätzlich Diazepam (Faustan) 10–30 mg i.m./i.v. Individualisierte Langzeitsubstitution im
  2. und 3. Trimenon mit L-Polamidon und Diazepam p.o., ggf. in abfallender
  Dosierung (Überbrückungshilfe)

▬ Erkennen der Heroinüberdosierung:

  ▬ Mutter: Miosis, Koma, Atemdepression, Lungenödem

  ▬ Kind: intrauterine Asphyxie (CTG!)

▬ Behandlung der Heroinüberdosierung:

  Naloxon (Narcanti) 0,4 mg i.v. unter intensivmedizinischer Überwachung

▬ Psychische Betreuung:

  Arzt-Patientin-Beziehung wichtig für Schwangerschaft, Geburtsvorbereitung
  (Entspannungsübungen, Atemtechnik, Angstabbau)

❶ **Cave**
Abrupter Drogenentzug in der Schwangerschaft ist kontraindiziert!

■ **Geburt**

▬ Genaue Drogenanamnese!

▬ Entzugssymptomatik behandeln: Levomethadon (L-Polamidon) 2,5–5 mg i.m./
  i.v., ggf. zusätzlich Diazepam (Faustan) 10–30 mg i.m./i.v.

▬ Hinzuziehung des Pädiaters

❶ **Cave**
Bei Drogenabusus an HIV-Infektion denken.

4.12 **Krankentransport**

■ **Definition**

Transport schwangerer Frauen durch den Rettungsdienst aufgrund von Schwanger-
schaftskomplikationen und/oder unter der Geburt (▶ Abschn. 5.1, Notgeburt).

■ **Indikation**

▬ Genereller Einsatz des Rettungsdienstes bei Schwangeren und bei Frauen vor
  der Entbindung ist nicht erforderlich

— Transport durch Rettungsdienst, wenn die Schwangere rechtzeitig, d. h. noch gerade vor Geburt des Kindes eine Klinik erreichen muss

— Krankentransport bei Risikoschwangerschaft (Beckenendlage, ► Abschn. 5.4) und bei vorzeitigem Blasensprung

— Absolute Indikationen zum Transport durch Rettungsdienst sind folgende Notfälle:
  — Blutungen in der Schwangerschaft (► Abschn. 4.1–4.5)
  — Eklamptischer Anfall (► Abschn. 4.6)
  — HELLP-Syndrom (► Abschn. 4.7)
  — Unfalltrauma (► Abschn. 4.9)
  — Notgeburt (► Abschn. 5.1)
  — Frühgeburt (► Abschn. 5.2)
  — Querlage (► Abschn. 5.5)
  — Nabelschnurvorfall (► Abschn. 5.6)
  — Vorfall kleiner Teile (► Abschn. 5.7)

■ **Durchführung**

— Transportbegleitung durch Notarzt und/oder Hebamme

— Mutterpass nicht vergessen!

— Frauen unter der Geburt vor Fahrtbeginn Unterwäsche ablegen lassen, damit diese bei notwendigen geburtshilflichen Maßnahmen nicht stört

— Transport in Linksseitenlage (Verhinderung des V.-cava-Syndroms!). Bei Blutungen oder bei Abgang von Fruchtwasser Lagerung nach Fritsch (◘ Abb. 5.2)

— Notarzt sollte Telefonkontakt mit Entbindungsklinik herstellen

— Sofortmaßnahmen oder medikamentöse Therapie unter oben genannten Diagnosen nachlesen!

Notfälle bei der Geburt

5.1   **Notgeburt**

■ **Definition**

Schnell ablaufende, unvorbereitete Geburt ohne ärztliche Hilfe oder eine Hebamme.

■ **Klinik**

— Eröffnungsperiode (Geburtsbeginn):
  — Regelmäßige Wehen alle 3–6 min zur Eröffnung des Muttermundes
  — Wehentätigkeit besteht >30 min
  — Blasensprung mit Fruchtwasserabgang, auch ohne Wehen möglich
  — Blutung bei MM-Eröffnung (»verstärktes Zeichnen«)
— Austreibungsperiode:
  — Nach vollständig eröffnetem Muttermund: Austreibungswehen mit Pressdrang (»Presswehen«)
  — Kindskopf in der Tiefe der Scheide sichtbar, stemmt sich dann von innen gegen den Damm
  — Geburt des Kindskopfes: Kopf dreht sich in eine Richtung (Kind muss Oberschenkelinnenseite der Mutter anschauen!)
  — Entwicklung der vorderen Schulter (Bauchseite der Mutter) und dann der hinteren Schulter, Körper des Kindes folgt leicht
  — Abnabelung des Kindes
— Nachgeburtsperiode:
  — Lösung und Ausstoßung der Plazenta

🛈 **Cave**
Geburtsdauer bei Erstgebärenden 5–10 h, für Mehrgebärende 3–4 h.

Sofortmaßnahmen

— Geburtsvorbereitungen sind sofort an Ort und Stelle zu treffen:
  – Kräftige Wehen im Abstand von 2 bis 3 min
  – Starker Druck nach unten (Stuhldrang)
  – Damm und After wölben sich vor
  – Kindskopf in der Tiefe der Scheide sichtbar
— Notgeburt in der Wohnung:
  – Ärztlichen Geburtshelfer und/oder Hebamme anfordern
  – Bett muss von allen Seiten zugänglich sein
  – Gummiunterlage (Plastikfolie), darüber frisches Leinentuch (Bettbezug); falls vorhanden, sterile Unterlage unter Gesäß der Entbindenden

▼

- – Ausreichende Beleuchtung
- – Nothelfer sollen sich Hände und Unterarme unter heißem Wasser abseifen, besser wären sterile Handschuhe
- – Äußerer Genitalbereich, Schenkelbeugen und Innenseiten der Oberschenkel der Entbindenden mit abgekochtem Wasser abwaschen, besser wäre Lösung zur Hautdesinfektion
- ▬ Notgeburt im Rettungsfahrzeug:
- – Fahrt anhalten, keine Entbindung im fahrenden Fahrzeug!
- – Analoge Vorkehrungen wie oben, jedoch Vorrichtungen und Ausrüstung des RTW nutzen: Sterile Tücher und Handschuhe, Lösung zur Hautdesinfektion, Besteck zur Abnabelung, Notfallmedikamente

- ▪ **Leitung der Notgeburt**
- ▬ Während der Geburt liegt die Entbindende in Rückenlage. Solange es geht, nicht mitpressen. Durch schnelles oberflächliches Atmen (»Hecheln«) kann der Pressreflex unterdrückt werden
- ▬ Dammschutz (☐ Abb. 5.1) beginnen, sobald der Kopf in der Wehenpause nicht mehr zurückweicht und sich von innen gegen den Damm stemmt. Die linke Hand steuert das Austrittstempo des Kopfes. Fingerspitzen auf das Vorderhaupt, Handfläche/Handballen auf das Hinterhaupt (Kopfaustritt abgebremst). Die rechte Hand schützt den Damm; feuchte Kompresse zum Abdecken des Afters

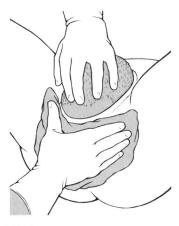

☐ **Abb. 5.1** Dammschutz (s. Text)

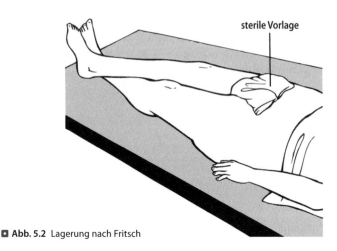

Abb. 5.2 Lagerung nach Fritsch

- Nach Geburt des Kopfes ggf. Eihäute über dem kindlichen Gesicht einreißen, um Atemwege freizulegen
- Schulterentwicklung: Abwarten, bis sich das Gesicht des Kindes in Richtung der linken oder rechten Oberschenkelinnenseite der Mutter dreht. Zuerst vordere Schulter (Bauchseite der Mutter) des Kindes entwickeln. Dazu den Kindskopf mit flachen Händen beiderseits fassen und in Richtung des Afters absenken. Danach den Kopf ohne Zug anheben und hintere Schulter langsam entwickeln, dabei Dammrissgefahr!
- Erstversorgung des Neugeborenen:
  Nabelschnurumschlingungen lösen, Entfernung von Schleim, Blut sowie Käseschmiere von Augen, Mund und Nase. Kind unverzüglich mit angewärmtem (sterilem) Tuch trockenreiben und danach in Tüchern oder Wärmeschutzfolie (stumpfe Seite nach außen!) vor Abkühlung schützen
- Erstbeurteilung des Neugeborenen:
  Unregelmäßige, aber kraftvolle Atembewegungen etwa 6 s nach Geburt, erster Schrei nach 60–80 s, 2–3 min nach Entbindung stabile Eigenatmung. Maßvolles Reiben des kindlichen Rückens oder der Fußsohlen fördern Beginn der Eigenatmung. Herzfrequenz normalerweise >100/min, Hauptfarbe zentral rosig, dazu siehe auch Apgar-Schema (□ Tab. 7.1)
- Abnabelung des Neugeborenen:
  Das Abnabeln erfolgt nach Einsetzen der Atmung unter sterilen Bedingungen. Nabelschnur einmal 3 cm und nochmals 6 cm vom Hautnabel entfernt sicher abklemmen (Nabelschnurklemme, Kocher-Klemme). Zwischen beiden Klemmen wird die Nabelschnur mit steriler Schere durchtrennt; die am Kind verblei-

bende Nabelschnur ist etwa 5 cm lang. Alternativ können Kind und Plazenta auch ohne Durchtrennung der Nabelschnur zusammen in die Klinik transportiert werden!

— Nachgeburtsperiode:
   — Nachgeburtsperiode schließt unmittelbar an Geburt des Kindes an und beinhaltet Lösung und Ausstoßung der Plazenta (Dauer etwa 30 min)
   — Zeichen der Plazentalösung: vaginale Blutung, eine bestehende Blutung ist vorübergehend verstärkt; der Fundus uteri steht 2–3 QF oberhalb und meist rechts des Nabels
   — Ausstoßung der gelösten Plazenta kann durch mäßigen Druck auf Fundus uteri oder Zug an der Nabelschnur (»cord traction«) gefördert werden
   — Geburt der Plazenta muss nicht abgewartet werden, der Transport der Patientin kann bereits vor Ende der Nachgeburtsperiode eingeleitet oder fortgesetzt werden
   — Bis zur Klinikaufnahme strikte Nahrungskarenz für die Entbundene
   — Blutende Dammrisse mittels steriler Kompressen abdecken, dabei Lagerung nach Fritsch (◘ Abb. 5.2)
   — Komplikationen in der Nachgeburtsperiode: Plazentaretention (▶ Abschn. 5.10), atonische Nachblutung (▶ Abschn. 5.11), Verletzung der Geburtswege (▶ Abschn. 5.12)

5.2 Frühgeburt

■ **Definition**
Geburt vor der vollendeten 37. SSW. Die frühe Frühgeburt 24.–31. SSW ist ein Notfall.

■ **Ursache**
Vorzeitiger Blasensprung, vorzeitige Wehentätigkeit, Infektion, Zervixinsuffizienz, HELLP-Syndrom, Plazentainsuffizienz, Polyhydramnion, Uterusanomalie, Mehrlingsschwangerschaft, berufliche oder psychische Überbelastung, schlechte soziale Verhältnisse

■ **Klinik**
— Regelmäßige Wehentätigkeit
— MM-Eröffnung
— Blutung bei MM-Eröffnung (»verstärktes Zeichen«)
— Fruchtwasserabgang

Sofortmaßnahmen

- Venöser Zugang
- Absolute Ruhigstellung
- Notfalltokolyse: Fenoterol (Partusisten intrapartal) 25 µg (1 Amp.) mit 4 ml 0,9 % NaCl verdünnen und langsam über 2–3 min i.v. Wiederholung einmal möglich, Fortführung als i.v.-Tokolyse über Perfusor (▶ Abschn. 6.11)
- Lungenreifeförderung: Betamethason (Celestan solubile) 12 mg i.m. = 3 Amp. i.m., wenn möglich Wiederholung in 24 h
- Sedierung: Diazepam (Faustan) 5–10 mg i.m./i.v. Vorsicht! Dosierung im unteren Bereich
- Rettungswagen, Rettungshubschrauber in ein Perinatalzentrum

- **Diagnostik**
- Anamnese: Multiparität, Fruchtwasserabgang, Wehen seit wann?
- RR, Puls, Atemfrequenz
- Gynäkologische Untersuchung: Portiobefund, MM-Weite, VT (Schädel, Steiß), stehende Fruchtblase, Fruchtblasenprolaps, Höhenstand des VT?
- CTG
- US, Doppler-US
- EKG
- Labor: BB, CRP, Gerinnungsstatus (Quick, PTT, PTZ, Thrombozyten), Elektrolyte (Kalium!), GOT, GPT, LDH, Bilirubin
- Körpertemperatur
- Vaginal-pH
- Mikrobiologischer Zervixabstrich für Streptokokkenschnelltest sowie Kultur und Resistenzprüfung

- **Therapie**
- Kann Frühgeburt aufgehalten werden? Nach Sofortmaßnahmen werden i.v.-Tokolyse, Lungenreifeförderung, Sedierung fortgeführt
- Vorgehen bei unaufhaltsamer Frühgeburt:
  - Überstürzte Geburt vermeiden!
  - Analgetika und Narkotika möglichst vermeiden! Periduralanästhesie von Vorteil, wenn Zeit vorhanden!
  - Keine Amniotomie: Fruchtblase möglichst lange stehen lassen!
  - Sauerstoffmangel vermeiden: CTG-Dauerüberwachung! Bei CTG-Pathologie intermittierende i.v.-Tokolyse, O_2-Insufflation (6 l) und Beckenhochlagerung/Linksseitenlagerung durchführen!

◻ Tab. 5.1 Überlebensraten von Frühgeborenen nach Gestationsalter oder Geburtsgewicht (Durchschnittswerte mehrerer Perinatalzentren)

SSW	Überlebensrate [%]	Geburtsgewicht [g]	Überlebensrate [%]
24	45	<500	20
25	65	500–750	50
26	70	750–1000	85
27	80	1000–1250	90
28	85	1250–1500	>95
29	90		
30	>95		

— Starke Wehentätigkeit vermeiden: Gering dosierte i.v.-Tokolyse mitlaufen lassen, langsame Zervixdilatation anstreben!
— Bei vorzeitigem Blasensprung und bei geburtsunreifer Zervix großzügige Sektioindikation stellen!
— Mechanische Belastungen gering halten: Multiparität günstig, große Episiotomie, Spekulumentbindung, großzügige Sektioindikation!
— Versorgung des Frühgeborenen: optimal im Sinne des »minimal handling« durch Neonatologen eines Zentrums sofort nach der Geburt (◻ Tab. 5.1)
— Als Überbrückung im Notfall:
  — Hypothermie und Dehydrierung vermeiden: Neugeborenes abtrocknen, nicht baden, Wärmeschutzfolie, Inkubator (O$_2$/Luftfeuchtigkeit/Temperatur)
  — Kardiorespiratorische Störung behandeln (▸ Abschn. 7.2)
  — Nabelvenenkatheter (▸ Abschn. 7.2)

5.3 Mehrlingsgeburt

■ **Definition**
Zwillinge 1:85, Drillinge 1:7.225, Vierlinge 1:614.125; durch Sterilitätstherapie steigende Tendenz von Mehrlingen.

Mehrlingsgeburt als Notfall:
— Überraschender Geburtsbeginn ohne Vordiagnostik
— Frühgeburt (▸ Abschn. 5.2)
— Nabelschnurvorfall (▸ Abschn. 5.6)

▬ Vorfall kleiner Teile (▶ Abschn. 5.7)
▬ Vorzeitige Plazentalösung beim 2. Kind
▬ Atonische Nachblutung (▶ Abschn. 5.11)

■ **Klinik**
▬ Hochstehender Fundus uteri für SSW
▬ Bauchumfang größer als »Norm«
▬ Kindsbewegungen gleichzeitig an verschiedenen Stellen

Sofortmaßnahmen

▬ Leopold-Handgriffe (◨ Abb. 5.10)
▬ Venöse Zugänge
▬ Notfalltokolyse (▶ Abschn. 5.2, Sofortmaßnahmen), Fortführung als i.v.-Tokolyse über Perfusor (▶ Abschn. 6.11). Wichtig, da dies Zeitgewinn für Organisation und Diagnostik bedeutet!
▬ Sedierung: Diazepam (Faustan) 5–10 mg i.m./i.v. Vorsicht! Dosierung im unteren Bereich
▬ Pädiater, Anästhesist, zusätzliche Geburtshelfer und Hebammen rufen

■ **Diagnostik**
▬ Anamnese
▬ CTG: simultane Ableitung beider Kinder
▬ US, Doppler-US
▬ Labor: BB, CRP, Gerinnungsstatus (Quick, PTT, PTZ, Thrombozyten)
▬ Liegen Zwillinge oder höhergradige Mehrlinge vor?
▬ Wie ist die Lage der Kinder (◨ Abb. 5.3)?

■ **Therapie**
▬ Vaginale Entbindung möglich bei:
  ▬ Beide Kinder in SL oder
  ▬ 1. Kind in SL, 2. Kind in BEL und gleich groß oder kleiner als 1. Kind
▬ Vorgehen bei vaginaler Entbindung:
  ▬ CTG: simultane Ableitung beider Kinder
  ▬ Notfalltokolyse, Oxytocininfusion bereithalten
  ▬ Pädiater (2 Reanimationseinheiten)
  ▬ Anästhesist (Periduralanästhesie)
  ▬ US-Gerät bereithalten
  ▬ Nach Geburt des 1. Kindes dessen Nabelschnur zum Uterus abklemmen und markieren

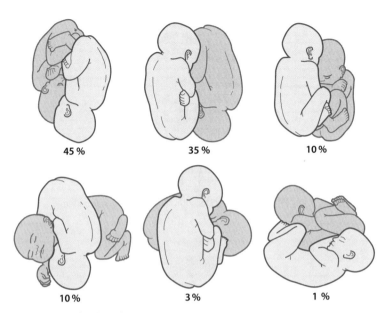

45 % 35 % 10 %

10 % 3 % 1 %

◘ **Abb. 5.3** Lagen bei Gemini

— Lagekontrolle des 2. Kindes durch Ultraschall und/oder klinische Untersuchung
— Längslage (SL/BEL) des 2. Zwillings: Oxytocin (Syntocinon) 3 IE auf 500 ml Glukose-Lsg., erneute Weheninduktion mit 1,5–12 mIE/min (15–120 ml/h), wenn VT in das Becken zu leiten ist. Es folgt Blasensprengung mit langsamem Ablassen des Fruchtwassers, intensive CTG-Kontrolle (KSE), Geburt in 3–4 Wehen anstreben, BEL-Entbindung mit Manualhilfe (▶ Abschn. 6.8)
— Querlage des 2. Zwillings: Innere kombinierte Wendung in PDA oder Narkose. Uterus muss wehenfrei sein, sonst i.v.-Tokolyse. Zur Herstellung der Längslage Wendung auf den Fuß (◘ Abb. 5.4, ◘ Abb. 5.5). Es folgt erneute Weheninduktion. Dann Entwicklung durch Manualhilfe (▶ Abschn. 6.8) oder bei drohendem »fetal distress« durch manuelle Extraktion (▶ Abschn. 6.9)
— Vorzeitige Plazentalösung, Nabelschnurvorfall und/oder pathologisches CTG erfordern Notsektio bei 2. Zwilling
— Atonieprophylaxe nach Entwicklung des 2. Kindes: Oxytocin (Syntocinon) 10 IE auf 500 ml Glukose-Lsg. 30–100 mIE/min (90–300 ml/h) (▶ Abschn. 5.11)

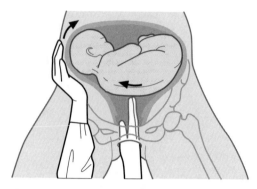

■ **Abb. 5.4** Innere kombinierte Wendung: Hochdrücken von Kopf und Schultern

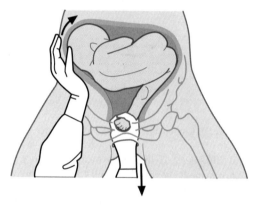

■ **Abb. 5.5** Innere kombinierte Wendung: Fassen und Herunterziehen eines Fußes

❗ **Cave**
Zeitintervall zwischen Geburt des 1. und 2. Kindes möglichst kurz (max. 20 min).
Cave: intrauterine Asphyxie (► Abschn. 5.9), vorzeitige Plazentalösung (► Abschn. 4.5)

— Indikationen zur Sectio caesarea:
  — 1. Kind nicht in SL
  — 1. Kind in SL, 2. Kind in BEL und deutlich größer als 1. Kind (Gewichtsdifferenz >20 %)

— Drillinge/Vierlinge
— Frühgeburt, Amnioninfektionssyndrom, IUGR, fetofetales Transfusionssyndrom
— Zustand nach Sectio caesarea

5.4   Beckenendlage

■ **Definition**
Die Beckenendlage ist eine Längslage, bei der sich das Beckenende des Kindes im unteren Uterinsegment eingestellt hat (■ Abb. 5.6). Man unterscheidet Steiß-Fuß-, Fuß- und Knielage, jeweils in einer vollkommenen oder unvollkommenen Form, sowie die reine Steißlage (am häufigsten, 60 %).

Geburtsmechanik bei BEL:
— Umfang des VT dilatiert Geburtskanal nicht ausreichend
— Nachfolgender Kopf hat größten Umfang (mindestens 32 cm)

🅱 **Cave**
Vollkommene Steiß-Fuß-Lage ist die günstigste und vollkommene Fußlage die ungünstigste Form der BEL.

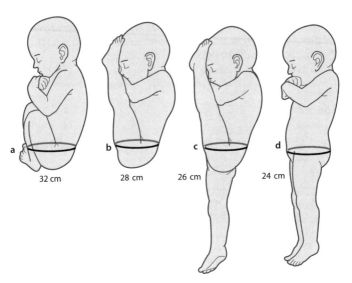

a   32 cm   b   28 cm   c   26 cm   d   24 cm

■ **Abb. 5.6 a–d** Beckenendlagen: Umfang des führenden Teiles. (**a**) Vollkommene Steiß-Fuß-Lage (**b**) Reine Steißlage (**c**) Unvollkommene Fußlage (**d**) Vollkommene Fußlage

Beckenendlage als Notfall:
- Überraschender Geburtsbeginn ohne Vordiagnostik
- Fußlagen
- Nabelschnurvorfall (▶ Abschn. 5.6)

- **Ursache**

Frühgeburt, Placenta praevia, Oligo- und Polyhydramnion, Uterusanomalie, Beckendeformität, Fehlbildungen (Hydrozephalus), meistens Ursache unklar

- **Klinik**
- Leitsymptome:
  - Im Beckeneingang fehlt ein harter ballotierender Teil
  - Herztöne in oder über Nabelhöhe hörbar

Sofortmaßnahmen
- Leopold-Handgriffe (◘ Abb. 5.10):
  - 1. Leopold-Handgriff: Ballotement des Kopfes im Fundus
  - 3. Leopold-Handgriff: weicher und nicht ballotierender VT über BE
- Venöser Zugang
- Notfalltokolyse: Fenoterol (Partusisten intrapartal) 25 µg (1 Amp.) mit 4 ml 0,9 % NaCl verdünnen und langsam über 2–3 min i.v. Wiederholung einmal möglich, Fortführung als i.v. -Tokolyse über Perfusor (▶ Abschn. 6.11). Wichtig, da Zeitgewinn für Organisation und Diagnostik!
- Rettungswagen, Rettungshubschrauber

- **Diagnostik**
- Gynäkologische Untersuchung:
  - Steiß-Fuß-Lage: VT Steiß weich und unregelmäßig, Rima ani, Füße?
  - Steißlage: Crista sacralis mediana, Steißbein
  - Fußlage: Fersenzeichen und Zehenzeichen
  - Austastung des knöchernen Beckens (verengtes Becken, plattes Becken)
  - Schätzung der Conjugata vera (◘ Abb. 5.7)
  - Schätzung der Weite des Beckenausgangs (◘ Abb. 5.8)
- Ultraschall:
  - Genaue Befundung des VT (»extended legs«, Fußlagen)
  - Kopfhaltung (Hyperextension, Kopf-HWS-Winkel >270°)
  - Plazentalokalisation
  - Uterusmyom
  - Fruchtwassermenge

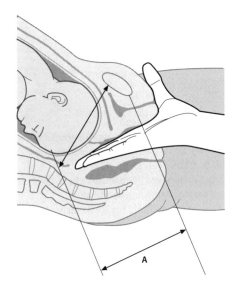

■ **Abb. 5.7** Messung der Conjugata diagonalis (A). Die Conjugata vera (↔) kann durch Subtraktion von 1,5 cm von der Conjugata diagonalis geschätzt werden

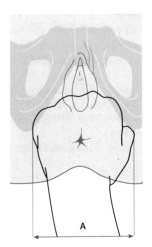

■ **Abb. 5.8** Schätzung der Breite des Beckenausgangs. Die geschlossene Faust wird im Dammbereich zwischen beide Tubera ischiadica eingedrückt; die Strecke A sollte mindestens 8 cm messen

- Fehlbildungen (Hydrozephalus)
- Nabelschnurlokalisation (Halsumschlingung)
- US (BIP, FRO, THQ, Kindsgewicht)

- **Therapie**
- Vorgehen bei vaginaler Entbindung:
  - Sektiobereitschaft
  - Anästhesist und Pädiater anwesend
  - Venöse Zugänge, 2 großlumige periphere Verweilkanülen
  - CTG-Dauerüberwachung, nach Blasensprung interne CTG-Ableitung vom Steiß. Vorsicht! Scrotum, Vulva, Anus!
  - Periduralanästhesie, meistens Pudendusblockade nicht ausreichend
  - Notfalltokolyse, Oxytocininfusion bereithalten
  - Patientin bei Geburt aus mütterlicher Rückenlage im Querbett lagern, Harnblase entleeren
  - In der Austreibungsphase für suffiziente Wehen sorgen: Oxytocin (Syntocinon) 3 IE auf 500 ml Glukose-Lsg. 1,5–12 mIE/min (15–120 ml/h)
  - Geburt des Kindes vom Steiß bis zum Scheitel in möglichst kurzer Zeit anstreben, deshalb Steiß im Scheidenausgang einige Wehen zurückhalten (beachte CTG)
  - Geburt bis zum Erscheinen der Schulterblattspitzen spontan ablaufen lassen. Nur Halten des Steißes, keinesfalls am Steiß ziehen
  - Mediolaterale Episiotomie
  - Das Kind während einer Presswehe unter gleichzeitigem Druck von oben (Hebamme) durch Manualhilfe nach Bracht entwickeln (▶ Abschn. 6.8)
  - Falls nicht erfolgreich, Lösung der Arme und Kopfentwicklung mit zweizeitigen Verfahren (▶ Abschn. 6.8)
- Kontraindikationen für vaginalen Entbindungsversuch:
  - Fehlende Motivation der Patientin (Unentschiedenheit)
  - V. a. Missverhältnis zwischen Kopf (BIP >10 cm) und knöchernem Becken (Conjugata vera <11–1,5 cm)
  - Geschätztes Geburtsgewicht >3500 g oder <2500 g
  - Frühgeburt <36. SSW
  - Risikoreiche fetale Lagevarianten: Fußlage, Hyperextension des fetalen Kopfes (Kopf-HWS-Winkel <270°)
  - Zustand nach Sectio caesarea oder Uterusoperation
  - Risikofaktoren: Präklampsie, Diabetes mellitus, Adipositas permagna, späte Erstgebärende, IUGR, Fehlbildungen, vorzeitiger Blasensprung

5.5 Querlage

- **Definition**

Die Längsachsen von Fetus und Uterus schneiden sich. Die Spontangeburt von Kindern mit Abweichungen von der Längslage ist nicht möglich. Einen Notfall stellt die verschleppte Querlage dar. Hierbei kommt es mit Blasensprung zum Armvorfall, Einkeilen der Schulter und Abknicken der Frucht (◗ Abb. 5.9).

Es gilt zu verhindern:

- Uterusruptur (▶ Abschn. 5.8)
- Intrauterine Asphyxie (▶ Abschn. 5.9)
- Intrauteriner Fruchttod (▶ Abschn. 4.10)

- **Ursache**

Frühgeburt, Placenta praevia, Mehrlingsschwangerschaft, Poly- oder Oligohydramnion, Uterusanomalie, Fehlbildungen (Hydrozephalus), dilatierter Uterus bei Multiparität

- **Klinik**
- Fundus uteri niedrig stehend
- Querovaler Leib

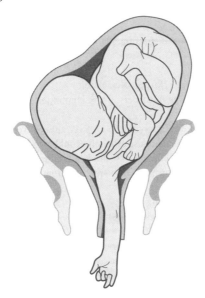

◗ **Abb. 5.9** Querlage mit Armvorfall (verschleppte Querlage)

― Kindliche Herztöne im Nabelbereich
― Nabelschnurvorfall
― Armvorfall

Sofortmaßnahmen

▬ Leopold-Handgriffe (▣ Abb. 5.10):
  – 1. Leopold-Handgriff: Fundus uteri zu niedrig
  – 2. Leopold-Handgriff: Querovaler Leib, Kopf und Steiß lassen sich seitlich im Uterus tasten
  – 3. Leopold-Handgriff: Fehlen des VT, Hand kann oberhalb der Symphyse eingedrückt werden
▬ Venöser Zugang
▬ Notfalltokolyse (▶ Abschn. 5.2, Sofortmaßnahmen), Fortführung als i.v.-Tokolyse über Perfusor (▶ Abschn. 6.11)
▬ Rettungswagen, Rettungshubschrauber

▪ **Diagnostik**
― Gynäkologische Untersuchung: kleines Becken leer, es fehlt der VT, ggf. kleine Teile, nach Blasensprung Achselhöhle, Rippen, Skapula, Klavikula des Feten tastbar
― US: eindeutige Diagnosesicherung, Placenta praevia?

▪ **Therapie**
― Verschleppte Querlage erfordert Notsektio!
― Querlage des 2. Zwillings erfordert innere kombinierte Wendung (▶ Abschn. 5.3)
― Querlage mit stehender Fruchtblase >37. SSW äußere Wendung möglich:
  ▪ Vorbedingungen: Fruchtblase erhalten, Kind beweglich, optimal 37./38. SSW
  ▪ Ultraschall: Lage, Stellung, Größe des Kindes, Plazentasitz, Fruchtwassermenge, Ausschluss von Wachstumsretardierung, Missbildungen, Nabelschnurumschlingung
  ▪ CTG-Dauerüberwachung
  ▪ Sektiobereitschaft (Notsektio 1 %)
  ▪ i.v.-Tokolyse (▶ Abschn. 6.11)
  ▪ Beckenhochlagerung, Patientin in geringer Linksseitenlage, Beine leicht angewinkelt. Vorsicht wegen V.-cava-Syndrom!
  ▪ Durch die Bauchdecken mit der einen Hand den Kopf und mit der anderen den Steiß fassen. Langsam den Kopf beckenwärts und den Steiß funduswärts drücken, bis etwa Drehung von 20–30° erfolgt ist

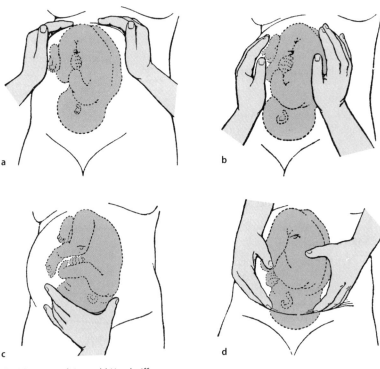

■ **Abb. 5.10 a–d** Leopold-Handgriffe:
1. Handgriff (**a**): Feststellung des Fundusstandes
2. Handgriff (**b**): Erkennung der kindlichen Stellung
3. Handgriff (**c**): Unterscheidung zwischen Schädel- und Steißlagen
4. Handgriff (**d**): Höhenstand des vorangehenden Teils in Bezug zum knöchernen Becken

— Sodann Kopf und Steiß durch flache Auflage der Hände dirigieren. Unter leichten, ruckartigen Bewegungen Drehung des Kindes in Schädellage vollenden
— CTG-Pathologie: Kind in die alte Lage zurückdrehen
— CTG-Dauerüberwachung für weitere 60 min
— CTG-Kontrolle nach 6–8 h
— Anti-D-Prophylaxe (Rhophylac) bei rh-negativen Frauen

5.6   Nabelschnurvorfall

- **Definition**

Die Nabelschnur liegt bei gesprungener Fruchtblase wegen mangelhafter Abdichtung vor oder neben dem vorangehenden Kindsteil.

- **Ursache**

Vorzeitiger Blasensprung, Polyhydramnion, Querlage, Fußlage, Mehrlingsgeburt, überlange Nabelschnur, Multiparität

- **Klinik**
- Nabelschnurschlinge erscheint vor der Vulva
- Nabelschnurschlinge vor oder neben dem VT nicht sichtbar in der Vagina
- Plötzliches Absinken der fetalen Herztöne bei Fruchtwasserabgang

---

Sofortmaßnahmen

- Extreme Beckenhochlagerung
- Sauerstoffzufuhr: Nasensonde, Maske
- Hochschieben des VT von vaginal, bis Notsektio möglich
- Notfalltokolyse: Fenoterol (Partusisten intrapartal) 25 µg (1 Amp.) mit 4 ml 0,9 % NaCl verdünnen und langsam über 2–3 min i.v. Wiederholung einmal möglich, Fortführung als i.v.-Tokolyse über Perfusor (▶ Abschn. 6.11)

- **Differenzialdiagnose**

Nabelschnurumschlingung, V.-cava-Syndrom, maternaler Blutdruckabfall (Periduralanästhesie), Einriss von aberrierenden Plazentagefäßen beim Blasensprung

- **Therapie**
- Notsektio!
- In Ausnahmefällen vaginal-operative Entbindung. Geburtshilflicher Befund muss die Voraussetzungen für die sofortige Forzeps- oder Vakuumentbindung bieten

5.7   Vorfall kleiner Teile

■ **Definition**

Hand- oder Armvorfall nach gesprungener Fruchtblase. Man unterscheidet:
- Unvollkommener Armvorfall: Hand liegt vor dem Kopf
- Vollkommener Armvorfall: Arm geht dem Kopf voraus

■ **Ursache**

Hochstehender Kopf, Hydramnion, Quer- oder Schräglage

■ **Klinik**
- Protrahierter Geburtsverlauf
- Geburtsstillstand
- Hochstehender Kopf

■ **Diagnostik**
- Gynäkologische Untersuchung: Arm bzw. Hand sind vor oder neben dem Kopf zu tasten
- CTG-Dauerüberwachung

🚫 **Cave**
Schräg- oder Querlage erkennen.

■ **Therapie**

Die Therapie richtet sich danach, ob es sich um einen vollkommenen oder unvollkommenen Armvorfall handelt.
- Unvollkommener Armvorfall bei SL:
  - Beckenhochlagerung
  - Lagerung auf der der vorliegenden Hand entgegengesetzten Seite
  - Einige Wehen abwarten, Kontrolluntersuchung, ob Kopf den Beckeneingang abdichtet. Hand zieht sich meist zurück!
- Vollkommener Armvorfall bei SL:
  - Beckenhochlagerung
  - Periduralanästhesie oder Narkose
  - Repositionsversuch: Die untersuchende Hand schiebt den vorgefallenen Arm vorsichtig über Halshöhe nach oben. Vorsicht, Reposition nicht erzwingen!
  - Lagerung auf der dem vorgefallenen Arm entgegengesetzten Seite
  - Einige Wehen abwarten, Kontrolluntersuchung, ob Kopf den Beckeneingang abdichtet
  - Sectio caesarea bei erfolgloser Reposition
- Armvorfall bei Quer- oder Schräglage (▶ Abschn. 5.5)

5.8   Uterusruptur

■ **Definition**

Gebärmutterzerreißung meist im unteren Uterinsegment. Der Ruptur können schwere, intraabdominale Blutungen sowie der Kindstod (50 %) folgen. Nach Ausmaß der Läsion werden unterschieden:

— Inkomplette (gedeckte) Ruptur
— Komplette Ruptur
— Abriss des Uterus von der Scheide (Kolpaporrhexis)

■ **Ursache**

Narbenruptur nach Sektio oder Uterusoperation, Überdehnungsruptur bei Missverhältnis oder Lageanomalie, Wehenmittelüberdosierung, geburtshilfliche Operation (VE, Forzeps), Verkehrsunfall (sehr selten)

■ **Klinik**

— Drohende Uterusruptur:
  — Zunehmende Wehentätigkeit gefolgt von Wehensturm
  — Geburtsstillstand: VT ist im Becken aufgepresst oder »federnd fixiert«
  — Suprasymphysäre Schmerzhaftigkeit im unteren Uterinsegment (oft Leitsymptom)
  — Hochsteigen des Retraktionsringes (Bandl-Furche) bis zum Nabel und höher
  — Unruhe und Angst der Kreißenden
— Erfolgte Uterusruptur:
  — Wehentätigkeit sistiert schlagartig
  — Akuter Rupturschmerz oder suprasymphysäre Schmerzen
  — Abwehrspannung der Bauchdecken
  — Höhertreten des VT, VT auffällig beweglich, Kindsteile mitunter deutlich in der freien Bauchhöhle tastbar
  — Fehlende Herztöne
  — Schocksymptomatik: Blässe, Zyanose, Kältezittern, Tachykardie, Tachypnoe, Unruhe, Angst, Kollaps, Bewusstlosigkeit
  — Vaginale Blutung (20–25 %)
— Stille Uterusruptur:
  — Die typischen Symptome der drohenden oder erfolgten Uterusruptur sind gering oder fehlen
  — Sekundäre Wehenschwäche
  — Geburtsstillstand
  — Unklarer Schockzustand

❶ Cave
Bei Schock unter der Geburt immer an Uterusruptur denken.

Sofortmaßnahmen

- RR und Puls
- Beckenhochlagerung
- Sauerstoffzufuhr: Maske, Nasensonde
- Venöse Zugänge, 2–3 großlumige periphere Verweilkanülen
- Notfalltokolyse: Fenoterol (Partusisten intrapartal) 25 µg (1 Amp.) mit 4 ml 0,9 % NaCl verdünnen und langsam über 2–3 min i.v. Wiederholung einmal möglich, Fortführung als i.v.-Tokolyse über Perfusor (► Abschn. 6.11)
- Volumenersatz, zügig und ausreichende Menge (► Abschn. 1.1.1, Sofortmaßnahmen)

▪ Diagnostik

- Synthese aus Anamnese, Geburtsverlauf, CTG und Klinik!
- Gynäkologische Untersuchung: VT auffällig beweglich und abgewichen oder VT im BE aufgepresst, große Kopfgeschwulst?, Lage-, Haltungs- oder Einstellungsanomalie?
- US: Uteruswand dehiszent, Ruptur gedeckt oder nicht, Hämatombildung, kindliche Teile und Flüssigkeit im Abdomen, fetale Herzaktion nachweisbar?
- Labor: BB, Gerinnungsstatus (Quick, PTT, PTZ, Thrombozyten, Fibrinogen, AT III)

❶ Cave
Uterusruptur kann durch PDA verschleiert werden.

▪ Therapie
Das Vorgehen hängt davon ab, ob es sich um eine drohende oder erfolgte Uterusruptur handelt.

- Drohende Uterusruptur:
  - Sofortmaßnahmen fortsetzen
  - Notsektio
  - Keinen mechanisch belastenden Entbindungsversuch, auch nicht bei abgestorbenem Kind!
- Erfolgte Uterusruptur:
  - Sofortmaßnahmen fortsetzen
  - Schockbekämpfung (► Abschn. 1.1.1, Therapie, und ◻ Tab. 1.2)
  - Laparotomie mit Längsschnitt

- Inkomplette (gedeckte) Ruptur: chirurgische Revision und Nahtversorgung des Uterus
- Komplette Ruptur: Hysterektomie meist erforderlich

❗ Cave
Auch in der Nachgeburtsperiode an Uterusruptur oder Kolpaporrhexis denken.

5.9   Intrauterine Asphyxie

- **Definition**

Intrauterine Asphyxie (»fetal distress«) bedeutet fetale Hypoxie ($O_2 \downarrow$), Hyperkapnie ($CO_2 \uparrow$) und Azidose (pH $\downarrow$) infolge Störung des Gasaustausches zwischen Mutter und Kind. Grundsätzlich unterscheidet man die akute intrauterine Asphyxie von der chronischen Asphyxie (chronische Plazentainsuffizienz). Allerdings kann die chronische Störung während der Schwangerschaft und unter der Geburt in eine akute intrauterine Asphyxie (»fetal distress«, akute Plazentainsuffizienz) übergehen. Im Folgenden werden nur die Störungen genannt, die gehäuft zu einer akuten intrauterinen Asphyxie, also zu einem Notfall, führen.

- **Ursache**
- Maternale Störung:
    - Eklamptischer Anfall (▶ Abschn. 4.6)
    - HELLP-Syndrom (▶ Abschn. 4.7)
    - Blutung bei Placenta praevia (▶ Abschn. 4.4)
    - Unfalltrauma (▶ Abschn. 4.9)
    - Uterusruptur (▶ Abschn. 5.8)
    - Amnioninfektionssyndrom (▶ Abschn. 4.8)
    - Schock (▶ Abschn. 1.1)
- Plazentare Störung:
    - Vorzeitige Plazentalösung (▶ Abschn. 4.5)
    - Mehrlingsgeburt, 2. Zwilling (▶ Abschn. 5.3)
- Postplazentare Störung:
    - Wehenmittelüberdosierung
    - Nabelschnurvorfall (▶ Abschn. 5.6)
    - Beckenendlage (▶ Abschn. 5.4)
    - Querlage (▶ Abschn. 5.5)

■ **Diagnostik**

▬ Externe oder interne Kardiotokografie:

▬ Basalfrequenz: mittlere, mindestens über 5–10 min beibehaltene FHF/min (SpM=bpm) in Abwesenheit von Dezelerationen und Akzelerationen; Normalbereich 110–150 SpM

▬ Tachykardie: 151–170 SpM bedeutet leichte Tachykardie, >170 SpM bedeutet schwere Tachykardie. Vorkommen: Amnioninfektionssyndrom, fetale Hypoxie, Tokolyse, maternaler Stress

▬ Bradykardie: 100–109 SpM bedeutet leichte Bradykardie, <100 SpM bedeutet schwere Bradykardie. Vorkommen: V.-cava-Syndrom, Dauerkontraktion, fetale Hypoxie, vorzeitige Plazentalösung, fetales Herzvitium

▬ Sinusoidales FHF-Muster: Langzeitschwankung der Basalfrequenz wie Sinuswelle. Das glatte, undulierende Muster von mindestens 10 min besitzt eine relativ fixe Wiederkehr von 3 bis 5 Zyklen/min und eine Amplitude von 5 bis 15 SpM ober- und unterhalb der Basalfrequenz. V. a. intrauterine Asphyxie!

▬ Akzeleration: Anstieg der FHF >15 SpM bzw. ½ Bandbreite über 15 s. Prognose günstig: 2 Akzelerationen in 20 min. Prognose unklar: keine Akzeleration über 40 min

▬ Dezeleration: Abfall der FHF >15 SpM bzw. >½ Bandbreite über 15 s
  – DIP 0: FHF ↓ <30 s unabhängig von Wehen, V. a. Nabelschnurumschlingung, -knoten
  – Frühe Dezeleration (DIP I): uniforme, wehenabhängig periodisch wiederholte Absenkung der FHF, früher Beginn mit der Wehe, Rückkehr zur Grundfrequenz am Ende der Wehe, normales CTG-Muster bei Wehentätigkeit, ggf. Wehenmittelreduktion sinnvoll.
  – Späte Dezeleration (DIP II): uniforme, wehenabhängig periodisch wiederholte Absenkung der FHF, Beginn zwischen Mitte und Ende der Wehe, Nadir >20 s nach Wehengipfel, Rückkehr zur Grundfrequenz nach dem Ende der Wehe, bei der Bandbreite <5 SpM sind auch Dezelerationen <15 SpM gültig! V. a. intrauterine Asphyxie des Feten!
  – Variable Dezeleration: variabel in Form, Dauer, Tiefe und zeitlicher Abhängigkeit von Wehen, intermittierende/periodische Absenkung der FHF mit raschem Beginn und rascher Erholung.
  – Atypisch variable Dezeleration: Verlust des primären bzw. sekundären FHF-Anstieges, verlängert erhöhte Basalfrequenz nach der Wehe, langsame Rückkehr zur Basalfrequenz nach Wehenende, biphasische (gedoppelte) Dezeleration, Oszillationsverlust während der Dezeleration, Fortsetzung der Basalfrequenz auf niedrigerem Niveau. V. a. Nabelschnurkomplikation und intrauterine Axphyxie des Feten!
  – Verlängerte Dezeleration: Abfall der FHF unter die Basalfrequenz um mindestens 60–90 s, als pathologisch zu werten, wenn über 2 Wehen bzw. über 3 min

— Bandbreite/Oszillationstyp: Bandbreite ist die SpM-Differenz zwischen höchster und tiefster Fluktuation in der auffälligsten Minute innerhalb von 30 min, Fluktuationen der fetalen Grundfrequenz treten 3- bis 5-mal/min auf
  - Normale Bandbreite: >5 SpM im kontraktionsfreien Intervall.
  - Suspekte Bandbreite: <5 SpM zwischen 40 und 90 min oder >25 SpM
  - Pathologische Bandbreite: <5 SpM über 90 min. Reduktion der Bandbreite kann intrauterine Asphyxie bedeuten!
— Die Bewertung der CTG-Einzelparameter kann nach ◘ Tab. 5.2 erfolgen. Der klinische Handlungsbedarf ist aus ◘ Tab. 5.3 ersichtlich.
— US, Doppler-US
— Mikroblutuntersuchung (▶ Abschn. 6.2)

◘ **Tab. 5.2** Bewertung der CTG-Einzelparameter nach FIGO und RCOG

Bewertung	Beurteilungskriterium			
	Grund-frequenz	Bandbreite	Dezeleration	Akzeleration
Normal	110–150 SpM	≥5 SpM	Keine	Vorhanden, sporadisch
Suspekt	100–109 SpM 151–170 SpM	<5 SpM ≥40 min	Frühe/variable, einzelne verlängerte ≤3 min	Vorhanden, periodisch, mit jeder Wehe
Pathologisch	<100 SpM >170 SpM sinusoidales FHF–Muster	<5 SpM ≥90 min	Atypisch variable, späte, einzelne verlängerte >3 min	Fehlen >40 min

◘ **Tab. 5.3** Klassifikation der klinischen Situation aufgrund der CTG-Einzelparameter

Kategorie	Definition	Handlungsbedarf
Normal	4 Beurteilungskriterien normal	Keiner
Suspekt	1 Kriterium suspekt, alle anderen normal	Konservativ
Pathologisch	1 Kriterium pathologisch bzw. 2 oder mehr suspekt	Konservativ, invasiv/operativ

> ⊕ **Cave**
> Schwere Bradykardie, späte und variable Dezeleration, sinusoidales
> FHF-Muster und Veränderung der Bandbreite weisen auf eine intrauterine
> Asphyxie hin.

■ **Therapie**

— Intrauterine Reanimation bei pathologischem CTG:
  — Linksseitenlage
  — Notfalltokolyse: Fenoterol (Partusisten intrapartal) 25 µg (1 Amp.) mit 4 ml
    0,9 % NaCl verdünnen und langsam über 2–3 min i.v. Wiederholung einmal
    möglich, Fortführung als i.v. -Tokolyse über Perfusor (▶ Abschn. 6.11)
  — Sauerstoffzufuhr: Maske, Nasensonde
  — Gynäkologische Untersuchung: MM-Weite, Höhenstand des VT, Fruchtblase
    offen, mekoniumhaltiges Fruchtwasser? pathologische Blutung? Nabel-
    schnurvorfall?
  — MBU (▶ Abschn. 6.2)
— Sofortige Geburtsbeendigung
  — MBU in der Eröffnungsperiode pH <7,25 und in der Austreibungsperiode
    pH <7,20
  — Persistierendes pathologisches FHF-Muster, wenn MBU nicht möglich
  — Nach geburtshilflichem Befund, MBU und Ursache der fetalen Notsituation,
    Entscheidung zur vaginal-operativen Entbindung oder Sectio caesarea

5.10 Plazentaretention

■ **Definition**

Ausbleibende, verzögerte und/oder unvollständige Ausstoßung der Plazenta, sodass
Nachgeburtsperiode >30 min verlängert ist.

■ **Ursache**

— Retention:
  — Kontraktionsschwäche des Uterus (Placenta adhaerens)
  — Verwachsung von Uteruswand und Plazenta (Placenta accreta, increta und
    percreta)
  — Unvollständige Ausstoßung der Plazenta (Retentio placentae partialis)
— Inkarzeration:
  MM-Spasmus, sodass gelöste Plazenta nicht ausgestoßen wird (Placenta incarce-
  rata)

❶ Cave
Bei jeder Form der Plazentaretention besteht die Gefahr der Massivblutung.

▪ **Klinik**
━ Plazenta nicht ausgestoßen:
  ━ Nachgeburtsperiode >30 min
  ━ Vaginale Blutung unterschiedlicher Stärke
━ Plazenta nicht vollständig:
  ━ Gewebedefekte, Aufbrüche, Gefäßabrisse am Plazenta- oder Eihautrand (Nebenplazenta)
  ━ Fortbestehende, vaginale Blutung unterschiedlicher Stärke

---

Sofortmaßnahmen

━ Venöser Zugang
━ Harnblase entleeren (Einmalkatheter)
━ Uterotonika: Oxytocin (Syntocinon) 3 IE i.v. (nicht bei V. a. Inkarzeration), Nachwehen antreiben
━ Credé-Handgriff (❏ Abb. 5.11): Fundus uteri so umfassen, dass Daumen auf der Vorderseite und übrige Finger auf der Uterusrückseite liegen. Bei Einsetzen einer Wehe wird der Uterus stempelartig sakralwärts gedrückt und die Plazenta exprimiert
━ Volumenersatz (▶ Abschn. 1.1.1, Sofortmaßnahmen)

▪ **Diagnostik**

❶ Cave
Vaginale Einstellung zur Differenzialdiagnose und Blutabnahme für Labor.

━ Gynäkologische Untersuchung (getrennte Spekula!):
  Uterus schlaff oder kontrahiert, Fundusstand, Blutung ex utero, Zervixriss, Scheidenriss, Dammriss, Labien- und/oder Klitorisriss, Hämatombildung
━ Labor:
  BB, Gerinnungsstatus (Quick, PTT, PTZ, Thrombozyten, Fibrinogen, AT III)

▪ **Systematische Klärung**
━ Komplette Plazentaretention:
  ━ Lösungszeichen nicht vorhanden (Kantungszeichen nach Schröder negativ, Küstner-Zeichen negativ)
  ━ Schlecht kontrahierter, kugeliger Uterus
  ━ Vaginale Blutung

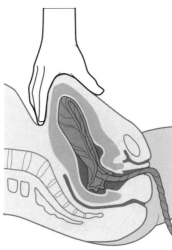

Abb. 5.11 Credé-Handgriff

— Retentio placentae partialis:
  — Plazenta geboren, aber unvollständig
  — Schlecht kontrahierter Uterus
  — MM oft weitgestellt
  — Fortbestehende, stärkere vaginale Blutung
— Placenta incarcerata:
  — Lösungszeichen vorhanden (Küstner-Zeichen positiv)
  — Kontrahierter Uterus
  — Innerer MM eng
  — Vaginale Blutung

■ **Differenzialdiagnose**
Atonische Nachblutung (▶ Abschn. 5.11), Verletzung der Geburtswege (▶ Abschn. 5.12), Uterusruptur (▶ Abschn. 5.8), postpartale Gerinnungsstörung (▫ Tab. 1.2)

■ **Therapie**
Die Dringlichkeit der Maßnahmen ist abhängig von der Stärke der Blutung und der Kreislaufsituation der Patientin!
— Plazentaretention:
  — Harnblase entleeren (Einmalkatheter)
  — Uterotonika: Oxytocin (Syntocinon) 10 IE auf 500 ml 0,9 % NaCl über Perfusor i.v., Dosierung nach Wirkung

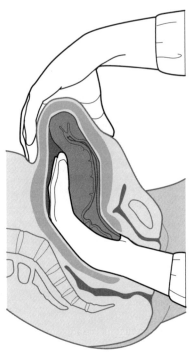

■ Abb. 5.12 Manuelle Plazentalösung

- ━ Nachwehen antreiben
- ━ Wiederholung des Credé-Handgriffs oder Brandt-Andrews-Manöver (Halten des Uterus und »cord traction«)
- ━ Kein Erfolg: manuelle Plazentalösung in PDA oder Narkose (■ Abb. 5.12), ggf. zusätzlich mit instrumenteller Nachtastung (Bumm-Kürette)
- ━ Kein Erfolg: Hysterektomie, wenn Massivblutung
- ━ Retentio placentae partialis:
  - ━ Harnblase entleeren (Einmalkatheter)
  - ━ Uterotonika: Oxytocin (Syntocinon) 3 IE i.v. oder 10 IE auf 500 ml 0,9 % NaCl über Perfusor i.v., Dosierung nach Wirkung
  - ━ Instrumentelle Nachtastung (Bumm-Kürette) in PDA oder Narkose
- ━ Placenta incarcerata:
  - ━ Harnblase entleeren (Einmalkatheter)
  - ━ Spasmolyse: Butylscopolamin (Buscopan) 20 mg i.m./i.v.
  - ━ Brandt-Andrews-Manöver (Halten des Uterus und »cord traction«)

— Kein Erfolg: manuelle Plazentalösung in PDA oder Narkose (☐ Abb. 5.12)
— Uterotonika: Methylergometrin (Methergin) 0,2 mg i.v., Oxytocin (Syntocinon) 3 IE i.v. oder 10 IE auf 500 ml 0,9 % NaCl über Perfusor i.v., Dosierung nach Wirkung

5.11   Atonische Nachblutung

■ **Definition**
Blutung wegen Kontraktionsschwäche der Gebärmutter nach vollständiger Ausstoßung der Plazenta.
Atonieschweregrade nach Blutverlust:
— Grad I: 500–1000 ml
— Grad II: 1000–1500 ml
— Grad III: >1500 ml (mit Verlustkoagulopathie, ☐ Tab. 1.2)

■ **Ursache**
Primäre und sekundäre Wehenschwäche (Mehrlinge, großes Kind, Hydramnion, protrahierter Geburtsverlauf), Multiparität, Uterus myomatosus, Uterusanomalie, Medikamentenwirkung (Tokolytika, Halothan), massives Kristeller-Manöver, forcierter Credé-Handgriff

■ **Klinik**
— Leitsymptome:
  — Schwallartige Blutung unterschiedlicher Stärke
  — Plazenta vollständig
  — Großer, schlaffer Uterus mit Fundus über Nabelhöhe

🛇 **Cave**
Bei massiver atonischer Nachblutung sind Sofortmaßnahmen die endgültige Therapie.

Sofortmaßnahmen

▬ Venöser Zugang
▬ Beckenhochlagerung
▬ Uterotonika: Oxytocin (Syntocinon) 20–50 IE auf 500 ml 0,9 % NaCl als Schnellinfusion i.v., Dosierung nach Wirkung
▬ Harnblase entleeren (Einmalkatheter)
▼

- »Ausdrücken« und »Halten« des Uterus (ähnlich Credé-Handgriff), Nachwehen anreiben, Eisblase
- RR und Pulsoxymetrie
- Weitere venöse Zugänge, zentraler Venenkatheter (Anästhesist)
- Sauerstoffzufuhr: Maske, Nasensonde
- Volumenersatz (▶ Abschn. 1.1.1, Sofortmaßnahmen)
- Labor: BB, Gerinnungsstatus (Quick, PTT, PTZ, Thrombozyten, Fibrinogen, AT III)
- Weitere Blutung: Ist die Plazenta wirklich vollständig?
- Gynäkologische Untersuchung (getrennte Spekula!): Uterus schlaff, Fundusstand, Blutung ex utero, Ausschluss von Zervixriss, Scheidenriss, Labien- und/ oder Klitorisriss, Hämatombildung, Kontrolle der Episiotomie
- V. a. Plazentarest oder Uterusruptur: manuelle Austastung des Uteruskavums oder instrumentelle Nachtastung (Bumm-Kürette)
- Weitere Blutung: Sulproston (Nalador-500) 500 µg (1 Amp.) auf 250 ml 0,9 % NaCl über Perfusor 250–500 ml/h (8–17 µg/min) i.v., kurzfristige Steigerung bis auf 1000 ml/h (34 µg/min) möglich, danach Dosierung nach Wirkung
- Zusätzlich bimanuelle Kompression des Uterus mit Hamilton-Handgriff (◘ Abb. 5.13)
- Weitere Blutung: vorübergehende Aortenkompression (◘ Abb. 5.14), maximale Schockbekämpfung und Hysterektomie, alternativ Ligatur der A. iliaca interna bds. oder Kompressionsnähte des Corpus uteri

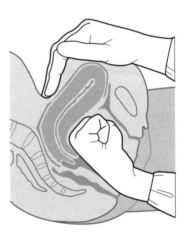

◘ **Abb. 5.13** Bimanuelle Kompression des Uterus (Hamilton-Handgriff)

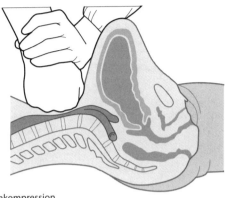

◼ **Abb. 5.14** Aortenkompression

◼ **Differenzialdiagnose**

Plazentaretention (▶ Abschn. 5.10), Verletzung der Geburtswege (▶ Abschn. 5.12), Uterusruptur (▶ Abschn. 5.8), postpartale Gerinnungsstörung (◻ Tab. 1.2)

5.12 Verletzung der Geburtswege

◼ **Definition**

Blutung wegen Verletzung des Geburtskanals.

◼ **Ursache**

— Zervixriss
— Scheidenriss
— Labien- und Klitorisriss
— Dammriss
— Hämatom (Einriss von Blutgefäßen mit oder ohne oberflächliche Verletzung)

🚫 **Cave**

Risikoerhöhung durch: vaginal-operative Entbindung, Deflexionslage, Schulterdystokie, makrosomes Kind, Narben des Weichteilkanals, insuffizienter Dammschutz, zu kleine Episiotomie.

◼ **Klinik**

— Kontinuierliche Blutung unterschiedlicher Stärke nach Entwicklung des Kindes
— Uterus meist kontrahiert

- Von Rissverletzungen nur Dammriss unmittelbar sichtbar
- Blutung vor Geburt des Kindes: V. a. Scheiden- und/oder Zervixriss
- Pralle, bläuliche Schwellung neben dem Introitus: V. a. Hämatom

---

Sofortmaßnahmen

- Venöser Zugang
- Volumenzufuhr (▶ Abschn. 1.1.1, Sofortmaßnahmen)

- **Diagnostik**

❶ Cave
Vaginale Einstellung zur Differenzialdiagnose und Blutabnahme für Labor.

- Gynäkologische Untersuchung (getrennte Spekula!):
  Uterus meist kontrahiert, Fundusstand, Blutung ex utero, Zervixriss (Fassen der MM-Lippen mit gefensterten Klemmen), Scheidenriss, Dammriss, Labien- und/oder Klitorisriss, Hämatom im Introitus- und Vaginalbereich, blutiger Urinabgang?
- Labor:
  BB, Gerinnungsstatus (Quick, PTT, PTZ, Thrombozyten, Fibrinogen, AT III)

- **Systematische Klärung**
- Zervixriss:
  - Meist seitlicher Einriss, kann bis zum inneren MM und/oder in das Parametrium reichen
  - Starke, oft lebensbedrohliche Blutung durch Verletzung der zervikalen Äste der A. uterina

❶ Cave
Zervixriss und atonische Nachblutung häufig kombiniert.

- Scheiden-, Labien-, Klitorisriss:
  Scheidenriss kann bis in das Parametrium reichen! Stärkere Blutung auch durch Labienriss. Bei Klitorisriss zusätzliche Verletzung der Urethra (selten) nicht ausgeschlossen
- Dammriss (▶ Abschn. 6.4):
  - I. Grades: Hauteinriss (Introitus, Vagina, Damm) ohne Verletzung der Dammmuskulatur
  - II. Grades: Riss der Dammmuskulatur (M. bulbospongiosus, M. transversus perinei superficialis) bis zum M. sphincter ani externus, häufig in Kombination mit Scheidenriss

— III. Grades: kompletter Dammriss einschließlich M. sphincter ani externus, in Kombination mit ausgedehntem Scheidenriss

— IV. Grades: Dammriss III. Grades mit zusätzlicher Zerreißung des Rektums

— Hämatom:

— Infralevatorielle Region: Meistens als Folge unzureichender Blutstillung bei der Nahtversorgung von Dammriss bzw. Episiotomie. Häufig auf dem Boden einer Vulvavarikosis. Hämatom kann sich im Bereich der Vulva, des Dammes und der Fossa ischiorectalis entwickeln

— Supralevatorielle Region: Hämatombildung durch Gefäßverletzungen oder -abrisse oberhalb des M. levator ani im Bereich der Parametrien und des Retroperitoneums. Es kann dabei zur Schocksymptomatik ohne vaginale Blutung kommen. Typisch sind diffuse Schmerzen im kleinen Becken

■ **Differenzialdiagnose**

Plazentaretention (▶ Abschn. 5.10), Uterusruptur (▶ Abschn. 5.8), atonische Nachblutung (▶ Abschn. 5.11), postpartale Gerinnungsstörung (◘ Tab. 1.2)

■ **Therapie**

Die Therapie richtet sich nach der Lokalisation der Verletzung:

— Zervixriss: ▶ Abschn. 6.5

— Scheiden-, Labien-, Klitorisriss:
Bei Scheidenrissen Beginn der Nahtversorgung im oberen Wundwinkel. Wundgrund stets mitfassen, sodass sich keine Wundtaschen bilden. Allerdings in das seitliche Scheidengewölbe keine tiefgreifenden Nähte (Ureterverletzung!). Nur größere oder blutende Labienrisse mit Knopfnähten versorgen. Variköse Blutungen müssen oberhalb und unterhalb der Blutungsquelle umstochen werden. Stärker blutende Klitorisrisse umstechen. Stets atraumatische Nadeln verwenden, Fadenstärke 2/0–3/0. Bei ausgedehnten Rissen Drainage legen

🛇 Cave

Gute Versorgung ist nur bei guter Darstellung der Scheide durch Assistenz und hinreichender Analgesie möglich.

— Dammriss: ▶ Abschn. 6.4

— Hämatom:

— Infralevatorielle Hämatome von vaginalem Zugang ausräumen, Umstechung blutender Gefäße, Drainage. Bei Rezidivhämatom Wunde offen lassen und Tamponierung (auch vom Rektum aus) oft sinnvoll!

— Supralevatorielle Hämatome müssen durch Laparotomie und Hämatomausräumung je nach Befund angegangen werden

5.13   Fruchtwasserembolie

- **Definition**

Einschwemmung von Fruchtwasser (Amnioninfusion) über Venen des unteren Uterinsegments oder der Plazentahaftstelle in den mütterlichen Kreislauf.

Die Folgen können sein:

- Pulmonale Insuffizienz durch Verlegung der Lungenstrombahn mit Fruchtwasseranteilen, pulmonale Vaso- und Bronchokonstriktion, Cor pulmonale, kardiogener Schock, Lungenödem
- Disseminierte intravasale Gerinnung (Verbrauchskoagulopathie) durch Einschwemmung von thromboplastinreichem Trophoblastmaterial

- **Ursache**

Eine Fruchtwasserembolie kann bei jeder Entbindung vorkommen!

Risikoerhöhung durch: Placenta praevia, vorzeitige Plazentalösung, hohen Zervixriss, Sectio caesarea, manuelle Plazentalösung.

- **Klinik**
- Als Prodromalzeichen können Erbrechen, Übelkeit, Unruhe, Tachykardie und Tachypnoe auftreten
- Für akute Symptomatik ist charakteristisch:
  - Dyspnoe, Hyperventilation, Husten
  - Thoraxschmerz
  - Zyanose
  - Angst, kalter Schweiß, Verwirrtheit
  - Gestaute Halsvenen (Rechtsherzinsuffizienz)
  - Kardiogener Schock
  - Atem- und Kreislaufstillstand

❶ Cave

Sofortmaßnahmen müssen greifen! Die Mortalität liegt bei über 50 %.

Sofortmaßnahmen

- Hochlagerung des Oberkörpers, Beine tief (Vorlastsenkung)
- Sauerstoffzufuhr: Maske, Nasensonde, Intubation und Beatmung (▶ Abschn. 2.1)
- Venöse Zugänge, 2–3 großlumige periphere Verweilkanülen. Volumenzufuhr jedoch äußerst restriktiv!
- Anxiolyse: Diazepam (Faustan) 5–10 mg i.v.
- Analgesie: Piritramid (Dipidolor) 7,5–15 mg i.v.
- Verlegung auf Intensivstation (Anästhesist, Kardiologe)

- **Diagnostik und Überwachung**
▶ Abschn. 1.1.4, Diagnostik und Überwachung.

- **Differenzialdiagnose**
Myokardinfarkt, Herzrhythmusstörungen, Myokarditis, dekompensiertes Herzvitium, Lungenembolie, Perikardtamponade, intrakardiale Thromben, Uterusruptur,
vorzeitige Plazentalösung

- **Therapie**
Interdisziplinäre Therapie zur Überwindung der kardialen und pulmonalen Insuffizienz. Nach Gerinnungsstatus spezifische Maßnahmen zur Behebung der Verbrauchskoagulopathie (◘ Tab. 1.2).

5.14 HIV-Infektion

- **Definition**
Entbindung bei nachgewiesener HIV-Infektion der Mutter. Bei HIV-infizierten
Schwangeren kommt es ohne HIV-Transmissionsprophylaxe und Sectio caesarea in
20–25 % zur vertikalen Infektion des Kindes.

- **Transmissionsprophylaxe**
  - Mehrlingsschwangerschaft: Zidovudin (Retrovir) 2-mal 250 mg/24 h p.o. oder
    3er-Kombination Zidovudin (Retrovir) 2-mal 250 mg p.o. + Lamivudin (Epivir)
    2-mal 150 mg p.o. + Nelfinavir (Viracept) 3-mal 750 mg p.o./24 h ab 29. SSW
  - Vorzeitige Wehen: i.v.-Tokolyse (▶ Abschn. 6.11) und 3er-Kombination (s. oben)
  - Vorzeitiger Blasensprung: Nevirapin (Viramune) 1-mal 200 mg p.o., Sectio cae-
    sarea innerhalb von 4 h
  - Amnioninfektionssyndrom: Nevirapin (Viramune) 1-mal 200 mg p.o., Sectio
    caesarea innerhalb von 4 h
  - Frühgeburt <34. SSW: Nevirapin (Viramune) 1-mal 200 mg p.o., Sectio caesarea
    innerhalb von 4 h

- **Entbindung durch Sectio caesarea**
  - Primäre Sectio caesarea möglichst 37. SSW
  - Patientin mit Wehen erhält i.v.-Tokolyse (▶ Abschn. 6.11), parallel dazu Sektio-
    vorbereitung
  - Operation unter Zidovudin (Retrovir): 2 h vor Operation mit 2 mg/kg KG/h i.v.
    beginnen, mit 1 mg/kg KG/h i.v. intraoperativ fortsetzen, bis die Nabelschnur
    durchtrennt ist
  - Sektiovorbereitung:
    - Operationskleidung (Socken und Unterwäsche anbehalten)

- Gummistiefel
- 2 Gummischürzen (1. Gummischürze muss bis auf den Boden reichen)
- Astrohaube
- Mundschutz mit »fluid shield«
- 2. Astrohaube überziehen
- Händereinigung ohne Bürste zur Vermeidung von Mikroläsionen der Haut, Händedesinfektion
- Wasserdichter Kittel
- Klebetuch als Halsschutz
- Indikatorhandschuhe: erst grüne, dann gelbe Handschuhe
- 2 Armschützer (rechts, links) über wasserdichten Kittel
— Sektiotechnik:
- Längsschnitt
- Operation im »Schneckentempo«
- Jeden Faden nur einmal benutzen, kein Umspannen der Nadel
- Durchschneiden der Nabelschnur unter einem Tuch
- Kind nicht absaugen (Mikroverletzungen)
- Nabelschnurblutentnahme durch 2 Personen (1. Person nimmt Blut ab, 2. Person reicht Röhrchen mit sauberen Handschuhen)
- Verschluss der Haut durch Klammerapparat
- Möglichst keine Drainagen
— Primäres Abstillen mit Cabergolin (Dostinex) p.o.

- **Vorgehen bei Verletzung des Operationspersonals**
— Stich- oder Schnittverletzung:
- Sofortdesinfektion der Wunde und Abspülen mit reichlich warmem Wasser (2–5 min) und Seife
- Wunde dabei ausdrücken (>1 min), möglichst das Fremdmaterial entfernen
- Desinfektion mit alkoholischer Lösung (Cutasept F) über 3 min
- Blutabnahme für HIV- und Hepatitisserologie
— Kontamination von vorgeschädigter Haut, Mundhöhle, Auge:
- Intensive Spülung mit hochprozentigem Alkohol, Wasser, isotonischer Kochsalzlösung oder 2,5 %-PVP-Jodlösung (Auge)
- Intensive antiseptische Spülung
- Blutabnahme für HIV- und Hepatitisserologie
— Unbedingt innerhalb von 2 h medikamentöse Postexpositionsprophylaxe mit 3er-Kombination beginnen: Zidovudin (Retrovir) 2-mal 300 mg p.o. + Lamivudin (Epivir) 2-mal 150 mg p.o. + Tenofovir (Viread) 1-mal 300 mg p.o./24 h
- Leitlinien zur postexpositionellen Prophylaxe der HIV-Infektion sind vom Robert-Koch-Institut (www.rki.de) publiziert

Gynäkologisch-geburtshilfliche Techniken

6.1   Douglas-Punktion

- **Definition**

Punktion des Douglas-Raums (Excavatio rectouterina, »Schlammfang« der Bauchhöhle) vom hinteren Scheidengewölbe aus.

Man unterscheidet:
- Diagnostische Punktion: Nachweis von Blut, Eiter, Exsudat
- Therapeutische Punktion: Drainage

- **Indikation**

Intraabdominale Blutung (▶ Abschn. 3.7, ▶ Abschn. 4.2), Douglas-Abszess (▶ Abschn.
3.11)

- **Technik**
- Material:
  Getrennte Spekula, Kugelzange, Kornzange, Skalpell mit langem Griff, großlumige Punktionskanüle, 20-ml-Spritze, Desinfektionslösung, T-Drainage,
  Tupfer, Urinkatheter, sterile Handschuhe
- Durchführung:
  Aufklärung und Einverständnis, Harnblase entleeren (Einmalkatheter), Spekulumeinstellung der Portio vaginalis, Auswischen der Scheide mit Desinfektionslösung, Anhaken der hinteren MM-Lippe, Einstich mit Punktionskanüle im
  hinteren Scheidengewölbe nahe der Portio (nicht zu weit dorsal), Aspiration
  und Gewinnung von Material (◘ Abb. 6.1)

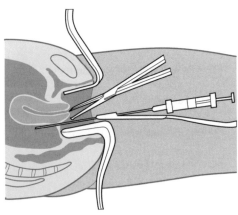

◘ **Abb. 6.1** Douglas-Punktion

Zum Legen einer T-Drainage: vorsichtiger Einstich quer mit dem Skalpell unterhalb der Punktionskanüle, stumpfe Erweiterung durch Spreizen einer Kornzange, Legen der gefalteten T-Drainage mit Kornzange

■ **Komplikation**
— Darmverletzung (bis zu 30 % bei entzündlichem Situs)

6.2   Mikroblutuntersuchung

■ **Definition**
Gewinnung von Fetalblut zur Blutgasanalyse nach erfolgtem Blasensprung und bei erreichbarem Kopf.

■ **Indikation**
— Verdacht auf intrauterine Asphyxie (► Abschn. 5.9)

🔴 **Cave**
MBU auf jeden Fall innerhalb von 10 min nach Asphyxiewarnzeichen vornehmen.

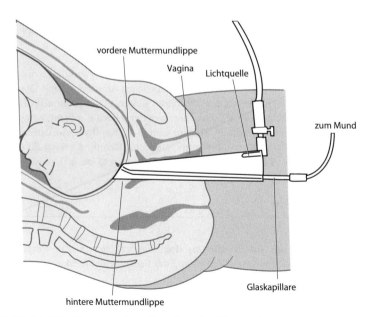

🔲 **Abb. 6.2** Mikroblutuntersuchung: Technik der Fetalblutentnahme

◉ Tab. 6.1 MBU-Auswertung nach Saling

pH-Wert	Beurteilung und Maßnahmen
≥7,30	Normal
7,29–7,25	Reduziert (Eröffungsperiode, Kontrolle nach 5–10 min)
7,24–7,20	Präazidose (latente Gefährdung, Kontrolle nach 5 min)
7,19–7,15	Leichte Azidose (Gefährdung, Kontrolle nach 2 min)
7,14–7,10	Mittelgradige Azidose (sofortige Entbindung anstreben!)
7,09–7,00	Fortgeschrittene Azidose (höchste Gefahr!)
<7,00	Schwere Azidose

- **Technik**
- ▬ Material:
  Amnioskope mit Obturator verschiedener Durchmesser, Kaltlichtquelle mit Glasfiberkabel, Kornzange mit Lanzette, heparinisierte Blutentnahmekapillare, Tupferhalter mit kleinen Tupfern, Paraffinöl, sterile Handschuhe
- ▬ Durchführung (◉ Abb. 6.2):
  Lagerung in Steinschnitt- oder Seitenlage, Abwaschen der Genitoanalregion mit Desinfektionslösung, Einführen des größtmöglichen Amnioskops mit Obturator je nach MM-Weite, Entfernen des Obturators, Einsetzen der Lichtquelle, Einstellung und Abdichten des VT, Trockentupfen der fetalen Kopfhaut, Betupfen der Inzisionsstelle mit Paraffinöl, Stichinzision in die Kopfhaut, Aufsaugen der Blutstropfen in Glaskapillare ohne Luftbeimengung, Kompression der Einstichstelle durch Tupfer, Blutgasanalyse (pH, BE, pCO_2, pO_2, ◉ Tab. 6.1).

6.3   Episiotomie

- **Definition**
Scheiden-Damm-Schnitt zur Erweiterung des Scheideneingangs. Zur Prophylaxe von Dammriss, Überdehnung und Zerreißung der Beckenbodenmuskulatur.

- **Indikation**
Straffer Beckenboden (Sportlerin), spitzer Schambogen, drohender Dammriss (Damm wird blass), ungünstiges Durchtrittsplanum (Deflexionslage, hintere HHL),

Frühgeburt, BEL, VE, Forzeps, intrauterine Asphyxie (Beschleunigung der Austreibung), Status nach DR III./IV. Grades

- **Zeitpunkt**
  - Spontangeburt: Einschneiden des Kopfes
  - Frühgeburt: vor Einschneiden des Kopfes
  - Forzeps: nach Anlegen der Zange
  - Vakuumextraktion: nach Anlegen der Saugglocke

- **Technik**
  - Material:
    Episiotomieschere nach Waldmann, getrennte Spekula, Kocher-Klemmen, Nadelhalter, Pinzette, Fadenschere, Kornzange, Tupfer, fadenarmierter Vaginaltupfer, Desinfektionslösung, sterile Handschuhe, Nahtmaterial 2/0–3/0 atraumatisch, resorbierbar (Vicryl)
  - Anästhesie:
    Lokalanästhesie des Dammes (▶ Abschn. 6.13), Pudendusblockade (▶ Abschn. 6.14), PDA (▶ Abschn. 6.15), Vollnarkose
  - Durchführung:
    Aufklärung und Einverständnis, Steinschnittlage, Abwaschen der Genitoanalregion mit Desinfektionslösung, in die Scheide eingeführter Zeige- und Mittelfinger schützt VT, Schere immer senkrecht zum Gewebe halten, Schnittlänge mindestens 3 cm, Schnitt auf dem Höhepunkt der Presswehe
  - Schnittführung (◘ Abb. 6.3):
    - Mediane Episiotomie: von der hinteren Kommissur ausgehender Schnitt in der Mittellinie bis an den M. sphincter ani externus. Im Notfall Schnitt bogenförmig um den Schließmuskel verlängern!
    - Mediolaterale Episiotomie: von der Mitte der hinteren Kommissur ausgehender Schnitt nach rechts oder links neben den Schließmuskel
    - Laterale Episiotomie: Schnitt beginnt 1–2 cm rechts oder links neben der hinteren Kommissur und führt zum Tuber ischiadicum
    - Schuchardt-Schnitt (sehr selten): Erweiterung der lateralen Episiotomie im äußersten Notfall, z. B. Schulterdystokie (▶ Abschn. 6.10)
  - Mediane Episiotomie bei Spontan- und Frühgeburt
  - Mediolaterale Episiotomie bei niedrigem Damm, großem Kind, hinterer HHL, vaginal-operativer Entbindung, BEL, Status nach DR III./IV. Grades
  - Laterale Episiotomie bei schwieriger vaginal-operativer Entbindung

> ⊗ **Cave**
> **Gute Nahtversorgung nur bei guter Darstellung der Scheide durch Assistenz und hinreichender Analgesie möglich.**

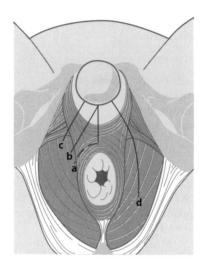

◻ **Abb. 6.3** Verschiedene Schnittrichtungen bei der Episiotomie. (**a**) Mediane Episiotomie (**b**) Mediolaterale Episiotomie (**c**) Laterale Episiotomie (**d**) Schuchardt-Schnitt

- **Nahtversorgung**
- Vorbereitung:
  - Nachgeburt der vollständigen Plazenta
  - Lagerung im Querbett
  - Abwaschen der Genitoanalregion mit Desinfektionslösung
  - Steriles Abdecken
  - Bei V. a. Verletzung der Geburtswege, unvollständige Plazenta und nach vaginal-operativer Entbindung erfolgt Spekulumeinstellung
  - Hinreichende Anästhesie (s. »Technik« → »Anästhesie«)
  - Einführen des fadenarmierten Vaginaltupfers in die Scheide
- Scheidennaht:
  - Spekulumeinstellung, exakte Inspektion
  - Oberhalb des oberen Wundwinkels beginnen, Vaginalwand fortlaufend oder durch Einzelknopfnähte versorgen (Vicryl 2/0), korrespondierende Wundflächen adaptieren, blutende Gefäße ligieren oder umstechen, Hohlraumbildung vermeiden, Naht endet am Hymenalsaum bzw. der hinteren Kommissur
- Dammaufbau:
  Vereinigung der tiefen Dammschichten von ventral nach dorsal durch versenkte Einzelknopfnähte (Vicryl 2/0), Ein- und Ausstich direkt unter der Haut rechtwinkelig zum Gewebe, Hohlraumbildung vermeiden, blutende Gefäße gut ligie-

ren oder umstechen, 3–5 durchgreifende Nähte meist ausreichend, manchmal
2-schichtiger Dammaufbau notwendig
- Hautnaht:
  Einzelknopfnähte oder Intrakutannaht (Vicryl 3/0)
- Kontrolle zum Abschluss:
  - Entfernung des Vaginaltupfers
  - Rektale Untersuchung
  - Fundusstand und Kontraktion des Uterus
  - Desinfektion der Genitoanalregion
  - Wundspray, Vorlage, Eisblase

- **Komplikation**
Hämatombildung (▶ Abschn. 5.12), Infektion der Episiotomiewunde, Nahtinsuffi-
zienz

6.4 Naht des Dammrisses

- **Definition**
Gewebezerreißung von Scheide und Damm beim Durchschneiden des vorangehenden kindlichen Teils.

- **Schweregrade des Dammrisses nach Gewebedefekt**
- I. Grades: Hauteinriss (Introitus, Vagina, Damm) ohne Verletzung der Dammmuskulatur
- II. Grades: Riss der Dammmuskulatur (M. bulbospongiosus, M. transversus
  perinei superficialis) bis zum M. sphincter ani externus, häufig in Kombination
  mit Scheidenriss
- III. Grades: kompletter Dammriss einschließlich des M. sphincter ani externus
  in Kombination mit ausgedehntem Scheidenriss
- IV. Grades: Dammriss III. Grades mit zusätzlicher Zerreißung des Rektums

- **Ursache**
Unkontrollierte Gewebezerreißung bei zu kleiner Episiotomie, großes Kind, Schulterdystokie, vaginal-operative Entbindung, vorbestehender Gewebeschaden

- **Technik**
- Material:
  Getrennte Spekula, Nadelhalter, Pinzette, Fadenschere, Allis- oder Kocher-
  Klemmen, Tupfer, fadenarmierter Vaginaltupfer, Desinfektionslösung, Naht-
  material 2/0–4/0 atraumatisch, resorbierbar (Vicryl), sterile Handschuhe

— Anästhesie:
Lokalanästhesie des Scheiden-Damm-Bereiches (▶ Abschn. 6.13), Pudendusblockade (▶ Abschn. 6.14), PDA (▶ Abschn. 6.15), Vollnarkose

🛑 **Cave**
**Gute Versorgung nur bei guter Darstellung des Operationsgebietes durch
Assistenz und hinreichender Analgesie möglich.**

▪ **Nahtversorgung**
— Vorbereitung:
  — Nachgeburt der vollständigen Plazenta
  — Aufklärung und Einverständnis
  — Lagerung im Querbett
  — Abwaschen der Genitoanalregion mit Desinfektionslösung
  — Steriles Abdecken
  — Hinreichende Anästhesie (s. oben)
  — Einführen des fadenarmierten Vaginaltupfers in die Scheide
— Dammriss I. und II. Grades: ▶ Abschn. 6.3 (Nahtversorgung der Episiotomie)
— Dammriss III. Grades:
  — Scheidennaht bis zum Hymenalsaum: ▶ Abschn. 6.3
  — Wiederherstellung des M. sphincter ani externus (◨ Abb. 6.4): Aufsuchen der
    Sphinkterenden direkt unter der Dammhaut, wo die radiären Afterfalten an
    die Wundränder stoßen. Anklemmen der Sphinkterenden mit Allis-Klem-
    men, Adaptation der Sphinkterenden durch U-Einzelknopfnähte (Vicryl
    3/0–4/0), die zirkulär (hinten, oben, unten und zuletzt vorn) das Perimysium
    fassen. Bei schwerer Gewebetraumatisierung können die Sphinkterenden
    durch tiefe U-Einzelknopfnähte adaptiert werden. Rektale Untersuchung,
    Handschuhwechsel
  — Dammaufbau, Hautnaht und Kontrolle zum Abschluss: ▶ Abschn. 6.3
— Dammriss IV. Grades:
  — Naht der Rektumvorderwand (◨ Abb. 6.5): Aufsuchen der Sphinkterenden,
    Anklemmen der Sphinkterenden mit Allis-Klemmen, durch Zug an den
    Allis-Klemmen nähern sich die Rektumwundränder, am oberen Wundwinkel
    beginnend Verschluss der Rektumvorderwand durch eng aneinander liegen-
    de Einzelknopfnähte (Vicryl 3/0–4/0) bis zum äußeren Rand der Analhaut,
    dabei Mitfassen von perirektalem Bindegewebe, Muskularis und Submukosa.
    Die Rektumschleimhaut wird nicht mitgefasst! Instrumenten- und Hand-
    schuhwechsel!
  — Wiederherstellung des M. sphincter ani externus (s. oben)
  — Scheidennaht bis zum Hymenalsaum, Dammaufbau, Hautnaht, Kontrolle
    zum Abschluss: ▶ Abschn. 6.3

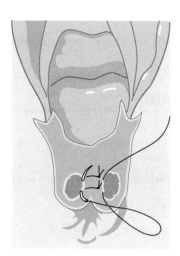

■ **Abb. 6.4** Dammriss III. Grades: Adaptation des M. sphincter ani externus. Die Sphinkternaht erfolgt indirekt, indem das Perimysium zirkulär (hinten, oben, unten, vorn) durch U-Einzel-knopfnähte adaptiert wird

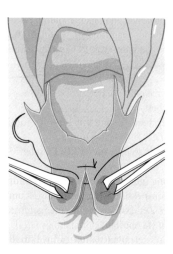

■ **Abb. 6.5** Dammriss IV. Grades: Naht der Rektumvorderwand. Am Anfang der chirurgischen Versorgung steht immer die Identifikation der beiden durchgerissenen Enden des M. sphincter ani externus, Anklemmen der Sphinkterenden mit Allis-Klemmen. Danach Einzelknopfnähte der Rektumvorderwand. Dabei werden perirektales Bindegewebe, Muskularis und Submukosa unter Aussparung der Mukosa gefasst

- **Komplikation**

Hämatombildung, Infektion der Operationswunde, Sphinkterinsuffizienz (Stuhl-inkontinenz), Rektum-Scheiden-Fistel

6.5   Naht des Zervixrisses

- **Definition**

Einriss der Zervixwand >1 cm mit Verletzung der zervikalen Äste der A. uterina.

❶ Cave

Zervixriss bis in das Parametrium möglich, dann an Laparotomie denken.

- **Ursache**

Zervixdystokie, vaginal-operative Entbindung

- **Technik**
- Material:

Getrennte Spekula, 2–3 gefensterte Klemmen, Nadelhalter (lang), Pinzette (lang), Fadenschere, Kornzange, Tupfer, Desinfektionslösung, Nahtmaterial 2/0 atraumatisch, resorbierbar (Vicryl), sterile Handschuhe

- Anästhesie:

Verzicht im Notfall möglich, liegende PDA nachspritzen (▶ Abschn. 6.15), Vollnarkose

- Durchführung:
  - Aufklärung und Einverständnis
  - Lagerung im Querbett
  - Abwaschen der Genitoanalregion mit Desinfektionslösung
  - Steriles Abdecken
  - Uterotonika: Oxytocin (Syntocinon) 3 IE i.v. oder Methylergometrin (Methergin) 0,2 mg i.v.
  - Spekulumeinstellung (gute Assistenz!): Vorziehen des MM mit gefensterten Klemmen, genaue Inspektion des gesamten MM und Scheidengewölbes
  - MM beiderseits des Zervixrisses mit je einer gefensterten Klemme anklemmen und vorziehen (◻ Abb. 6.6)
  - Oberen Wundwinkel genau darstellen und 1. Einzelknopfnaht ca. 1 cm kranial des oberen Risswinkels legen
  - Einzelknopfnähte von kranial nach kaudal, Ein- und Ausstich außen, Epithel des Zervixkanals nicht mitfassen!
  - Kontrolle auf Bluttrockenheit

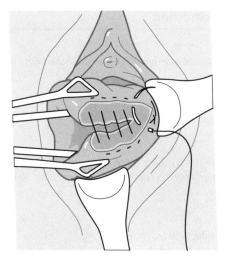

■ **Abb. 6.6** Nahtversorgung des Zervixrisses

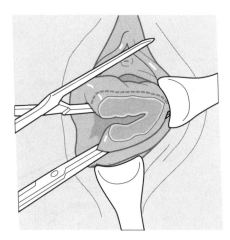

■ **Abb. 6.7** Notmaßnahme bei stark blutendem Zervixriss durch Anlegen von langen Klemmen

❶ **Cave**
Notfallmaßnahme zur Operationsvorbereitung bei starker Blutung:
Rissränder beiderseits mit langen Klemmen abklemmen (■ Abb. 6.7).

6.6   **Zangenextraktion**

■ **Definition**
Unterstützung der Austreibung durch Zug am kindlichen Kopf mittels Geburtszange.
━ Zangenmodelle:
    ━ Kreuzzange (Naegle, ▢ Abb. 6.8)
    ━ Parallelzange (Shute, Laufe)
    ━ Divergenzzange

■ **Indikation**
Intrauterine Asphyxie, protrahierte Austreibungsphase, Verhinderung des aktiven Mitpressens bei mütterlichen Erkrankungen (Herzvitium, Netzhautablösung), Erschöpfung der Mutter

■ **Vorbedingung**
━ MM muss vollständig (>10 cm) sein!
━ Fruchtblase muss eröffnet sein!
━ Kopf muss zangengerecht stehen! Leitstelle auf oder knapp über Beckenboden, Spinae ischiadicae kaum noch erreichbar

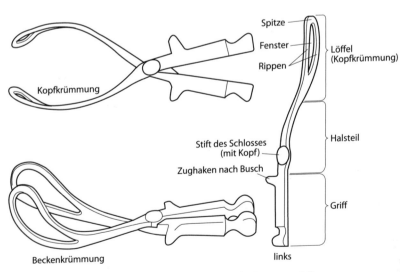

▢ **Abb. 6.8** Naegle-Zange: Das am häufigsten angewandte Zangenmodell

- Kopf und Becken müssen zusammenpassen! Kephalopelvines Missverhältnis darf nicht bestehen
- Kind muss leben! Kein Risiko für die Mutter eingehen, wenn das Kind abgestorben ist

- **Zusätzliche Bedingungen**
- Anästhesie muss ausreichen!
- Harnblase muss entleert sein!
- Keine Zange ohne Episiotomie!

- **Technik**
- Material:
  Geburtszange, Desinfektionslösung, Episiotomieschere, sterile Handschuhe, getrennte Spekula, gefensterte Klemmen, Nadelhalter, Pinzette, Fadenschere, Kocher-Klemmen, Kornzange, Tupfer, fadenarmierter Vaginaltupfer, Nahtmaterial 2/0–3/0 atraumatisch, resorbierbar (Vicryl)
- Anästhesie:
  Pudendusblockade (▶ Abschn. 6.14), liegende PDA aufspritzen (▶ Abschn. 6.15), Vollnarkose (selten). Nur im Notfall lediglich Lokalanästhesie des Dammes (▶ Abschn. 6.13)
- Vorbereitung zur Zange:
  - Aufklärung und Einverständnis
  - Lagerung im Querbett
  - Abwaschen der Genitoanalregion mit Desinfektionslösung
  - Harnblase entleeren (Einmalkatheter)
  - Steriles Abdecken
- Vaginale Untersuchung vor der Zange:
  - MM vollständig (>10 cm)?
  - VT auf Beckenboden?
  - Welche Fontanelle führt?
  - Wie steht die Pfeilnaht?
- Zangentechnik:
  - Hinhalten der geschlossenen Zange: Die Zange mit beiden Händen so vor die Vulva halten, wie sie später am Kopf liegen soll. Pfeilnaht im geraden Durchmesser, Zange im queren Durchmesser (◘ Abb. 6.9)
  - Einführen des linken Löffels: Rechte Hand legt den rechten Zangenlöffel ab, Einführen der rechten Hand zwischen Kopf und Beckenwand auf der linken Seite der Mutter. Linke Hand fasst zwischen Daumen und Zeigefinger den linken Zangenlöffel (Pencil-Griff), hält ihn senkrecht vor die Vulva und bringt die Löffelspitze auf die eingeführte rechte Innenhand. Durch Senkung des Zangengriffs aus der Senkrechten in die Horizontale gleitet die Zange

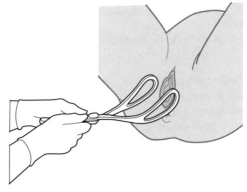

Abb. 6.9 Hinhalten der geschlossenen Zange

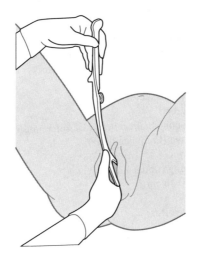

Abb. 6.10 Einführen des linken Zangenlöffels

zwischen Kopf und schützender rechter Hand in die richtige Position
(**Abb. 6.10**)

- Einführen des rechten Löffels: Halten des linken eingeführten Zangenlöffels mit
  dem abgespreizten kleinen Finger der linken Hand (linker Zangenlöffel kann
  auch durch Hilfsperson gehalten werden). Zeigefinger und Mittelfinger der linken Hand werden auf der rechten Seite in die Vagina als Gleitschiene für den

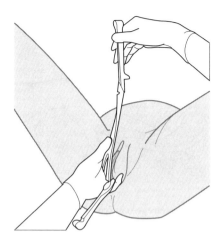

◪ Abb. 6.11 Einführen des rechten Zangenlöffels

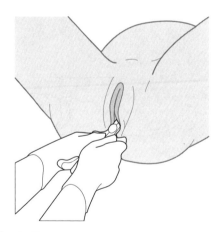

◪ Abb. 6.12 Schließen der Zange

rechten Zangenlöffel eingeführt. Der rechte Zangenlöffel gleitet dann durch Senken des Griffes auf der Gleitschiene in die richtige Posititon (◪ Abb. 6.11)
— Schließen der Zange: Zangengriffe mit korrespondierenden Händen im Untergriff fassen (Daumen nach oben). Durch Hin- und Herschieben, Senken und Heben der Zangengriffe wird Zangenschloss ohne Kraft zusammengeführt. Vorsicht beim Sich-Werfen der Zange (◪ Abb. 6.12)

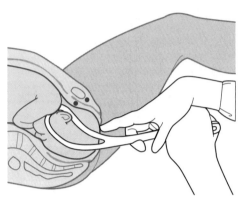

◘ **Abb. 6.13** Probezug nach dem Anlegen der Zange

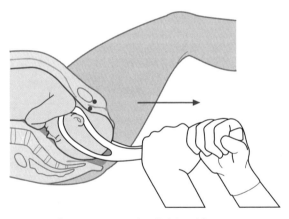

◘ **Abb. 6.14** Zangenextraktion mit waagerechter Traktionsrichtung

— Nachtasten: Linke Hand hält die Zange, rechte Hand untersucht, ob nicht Weichteile (MM, Vagina) mitgefasst sind und ob Zange biparietal angelegt ist
— Probezug: Linke Hand fasst die Zange über dem Schloss und führt geringe Traktionen aus, rechte Hand liegt darüber, und der Zeigefinger der rechten Hand prüft, ob »Kopf folgt« (◘ Abb. 6.13)
— Mediolaterale Episiotomie (◘ Abb. 6.3)
— Extraktion: Zangengriffe mit beiden Händen im Obergriff (Daumen nach unten) fassen und waagerechte Traktion, bis die Nacken-Haar- Grenze als Hypomochlion unter der Symphyse steht (◘ Abb. 6.14)

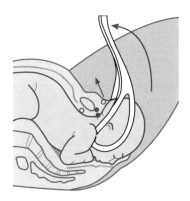

Abb. 6.15 Entwicklung des Kopfes bei Zangenextraktion

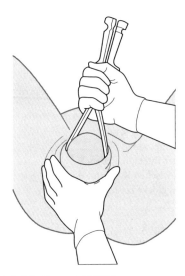

Abb. 6.16 Dammschutz bei der Zangenextraktion

— Entwickeln des Kopfes: Nacken-Haar-Grenze unter der Symphyse, Fassen der Zange nur mit der rechten Hand über dem Schloss im Obergriff (Daumen nach unten). Linke Hand zum Dammschutz frei. Durch Anheben der Zange in die Senkrechte erfolgt Entwicklung des Kopfes über den Damm (Abb. 6.15), (Abb. 6.16)

— Abnehmen der Zangenlöffel: Zangenschloss öffnen, Zange abnehmen

— Entwicklung des Schultergürtels: Kein Unterschied zum Spontanpartus! Zuerst Entwicklung der vorderen Schulter, dann Entwicklung der hinteren Schulter, üblicherweise folgt der Körper des Kindes problemlos

❶ Cave
Nach Zangenextraktion immer Spekulumeinstellung und Kontrolle auf Zervix- und Scheidenriss.

6.7 Vakuumextraktion

- **Definition**
Unterstützung der Austreibung durch Zug am kindlichen Kopf mittels Vakuumpelotte.

- **Indikation**
Sekundäre Wehenschwäche, protrahierte Austreibungsphase, Rotations- und Haltungsanomalie, Verhinderung des aktiven Mitpressens bei mütterlicher Erkrankung (Herzvitium, Netzhautablösung), Erschöpfung der Mutter, intrauterine Asphyxie

❶ Cave
Keine Vakuumextraktion bei Frühgeburt und Gesichtslage.

- **Vorbedingungen**
— Muttermund muss vollständig sein!
— Fruchtblase muss eröffnet sein!
— Leitstelle unterhalb der Interspinalebene!
— Kein Missverhältnis zwischen Kopf und Becken!
— Kopf muss durch Saugglocke fassbar sein!
— Kind muss leben!

- **Zusätzliche Bedingungen**
— Anästhesie muss ausreichen!
— Harnblase muss entleert sein!
— Keine VE ohne Episiotomie!

- **Technik**
— Material:
Elektrische Pumpe mit Manometer und Vakuumflasche, Schlauchsystem mit Zuggriff, Saugglocken (40, 50, 60 mm Durchmesser), Episiotomieschere, getrennte Spekula, gefensterte Klemmen, Nadelhalter, Pinzette, Fadenschere, Kocher-Klemmen, Kornzange, Tupfer, fadenarmierter Vaginaltupfer, Desinfektionslösung, sterile Handschuhe, Nahtmaterial 2/0–3/0 atraumatisch, resorbierbar (Vicryl)

- Anästhesie:
  Pudendusblockade (▶ Abschn. 6.14), liegende PDA aufspritzen (▶ Abschn. 6.15).
  Im Notfall lediglich Lokalanästhesie des Dammes (▶ Abschn. 6.13)
- Vorbereitung zur VE:
  - Aufklärung und Einverständnis
  - Lagerung im Querbett
  - Abwaschen der Genitoanalregion mit Desinfektionslösung
  - Harnblase entleeren (Einmalkatheter)
  - Steriles Abdecken
- Vaginale Untersuchung vor VE:
  - MM vollständig?
  - VT auf Beckenboden?
  - Wie steht die Pfeilnaht?
  - Welche Fontanelle führt?
  - Haltungsanomalie?
- Vakuumextraktion:
  - Größtmögliche Saugglocke wählen
  - Labien spreizen
  - Damm nach dorsal drücken, Saugglocke in die Scheide einführen, Metallglocke im schrägen Durchmesser
  - Platzierung auf der Leitstelle, Andrücken mit Daumen, Zeige- und Mittelfinger
  - Ansaugen der Glocke (Unterdruck 0,2 kg/cm^2)
  - Nachtasten, ob die Glocke richtig am Kopf sitzt und keine Weichteile mitgefasst sind
  - Unterdruck von 0,8 bis 0,9 kg/cm^2 innerhalb von 2 bis 5 min herstellen, währenddessen Sitz der Saugglocke kontrollieren
  - Probezug mit rechter Hand, Zeige- und Mittelfinger der linken Hand auf kindlichem Kopf, Daumen auf der Glocke
  - Mediolaterale Episiotomie (◻ Abb. 6.3)
  - Wehensynchrone Traktionen, Zugkraft dosieren, Zugrichtung in der Führungslinie des Geburtskanals
  - Entwicklung des Kopfes um die Symphyse mit der Nacken-Haar-Grenze als Hypomochlion
  - Dammschutz mit der linken Hand
  - Nach der Geburt des Kopfes Sog über 30 s ablassen, Saugglocke entfernen, weiter wie bei Spontanpartus

❶ Cave
Nach Vakuumextraktion immer Spekulumeinstellung und Kontrolle auf Zervix- und Scheidenriss.

6.8 Manualhilfe bei Beckenendlage

- **Definition**

Geburtshilfliche Methoden zur Entwicklung von Schultern und Armen sowie nachfolgendem Kopf bei BEL-Kindern, die bis zu den Schulterblattspitzen spontan geboren wurden (▶ Abschn. 5.4).

- **Prinzip**
- Konservativ-abwartende Geburtsleitung:
  - spontaner Geburtsverlauf bis zu den Schulterblattspitzen bzw. dem Nabelschnuransatz

❶ Cave
Gefahr der Nabelschnurkompression, jetzt so aktiv wie notwendig.

- Manualhilfe:
  - Handgriff nach Bracht
- Treten Schwierigkeiten auf:
  - Klassische Armlösung
  - Entwicklung des Kopfes nach Veit-Smellie

- **Technik**
- Manualhilfe nach Bracht:
  - Fassen des Kindes: Fassen der Fruchtwalze mit beiden Händen, die Daumen liegen dabei auf der Dorsalseite der Oberschenkel, die übrigen Finger auf dem Rücken des Kindes, Steiß in Beckenführungslinie halten! Nicht ziehen!
  - Entwicklung von Schultergürtel und Kopf: Durch Heben der Fruchtwalze und Druck in Richtung der Bauchdecke der Mutter wird das Kind einzeitig entwickelt (◻ Abb. 6.17, ◻ Abb. 6.18)
  - Kristeller-Handgriff durch Assistenz: Zügige Entwicklung nach Bracht wird wirkungsvoll unterstützt, wenn Assistenz von oben Druck auf die Bauchdecke der Mutter ausübt
  - Bracht mit Schwierigkeiten, Umschalten auf: klassische Armlösung, wenn Arme und Schultern nicht folgen und Kopflösung nach Veit-Smellie, wenn Kopfentwicklung nicht möglich
- Klassische Armlösung:
  - Lösung des hinteren Armes in der Kreuzbeinhöhle: Mit Daumen, Zeige- und Mittelfinger von hinten her in Knöchelgegend Beine des Kindes fassen. Bei I. BEL durch linke Hand des Geburtshelfers; bei II. BEL durch rechte Hand des Geburtshelfers. Kind durch Zug nach unten strecken und dann Hochschlagen der Beine bei I. BEL in die rechte Leistenbeuge und bei II. BEL in

6.8 · Manualhilfe bei Beckenendlage

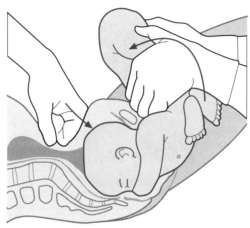

▫ Abb. 6.17 Manualhilfe nach Bracht. Die Fruchtwalze ist mit beiden Händen voll umfasst, die Daumen liegen auf den Oberschenkeln, die Finger auf dem Rücken des Kindes. Die Assistenz unterstützt durch Druck von oben die zügige Entwicklung des Kindes

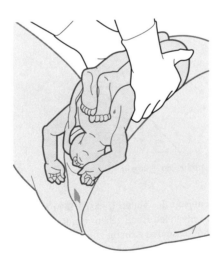

▫ Abb. 6.18 Manualhilfe nach Bracht. Der Rumpf wird mit den Daumen aus der Führungslinie heraus auf den Bauch der Mutter gedrückt. Die Arme sind spontan herausgefallen, das Kinn wird am Damm sichtbar

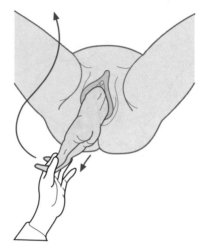

◨ Abb. 6.19 Klassische Armlösung (Phase I)

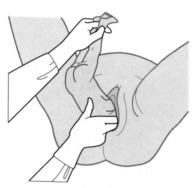

◨ Abb. 6.20 Klassische Armlösung (Phase II)

die linke Leistenbeuge der Mutter (Phase I; ◨ Abb. 6.19). Der Zeige- und Mittelfinger der jeweils freien Hand gehen vom Rücken des Kindes her über die Schulter ein und fassen den Arm bis zum Ellenbogen (Phase II; ◨ Abb. 6.20). Der Arm des Kindes wird nach abwärts gestreift, bis er gelöst ist. Die Schulter folgt jeweils von allein nach (Phase III; ◨ Abb. 6.21)

— Vordere Schulter in die Kreuzbeingegend bringen (Umstopfen): Beide Hände umfassen den Thorax zusammen mit dem bereits gelösten Arm in der Weise,

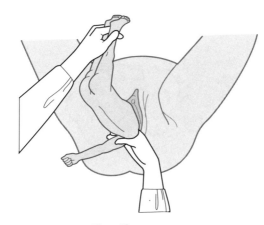

■ **Abb. 6.21** Klassische Armlösung (Phase III)

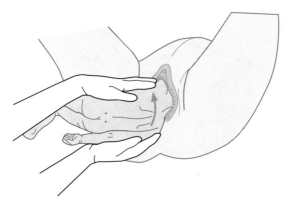

■ **Abb. 6.22** Klassische Armlösung (Phase IV)

dass die Daumen parallel auf den Schulterblättern des Kindes liegen (Phase IV). Durch stopfende Bewegungen wird das Kind langsam um 180° rotiert, sodass der kindliche Rücken unter der mütterlichen Symphyse vorbeigedreht wird. Der »vordere« Arm gelangt auf diese Weise nach hinten in die Kreuzbeinhöhl (■ Abb. 6.22)

- Lösung des 2. Armes in der Kreuzbeinhöhle: gleiches Vorgehen wie beim 1. Arm, jedoch mit spiegelbildlicher Zuordnung bezüglich Kind und Geburtshelfer

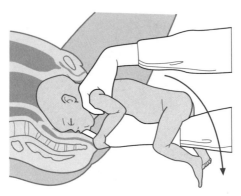

◘ **Abb. 6.23** Kopfentwicklung nach Veit-Smellie (Phase I)

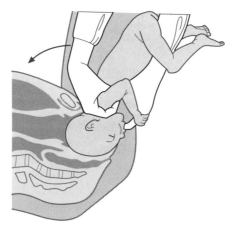

◘ **Abb. 6.24** Kopfentwicklung nach Veit-Smellie (Phase II)

- Kopfentwicklung nach Veit-Smellie:
  - Fassen des Kindes: Kind reitet auf dem linken Unterarm, die Hand geht in die Vulva ein, der Zeigefinger in den Mund des Kindes. Rechte Hand umfasst Nacken gabelförmig, sodass Zeige- und Mittelfinger jeweils über einer Schulter liegen (Phase I; ◘ Abb. 6.23)
  - Herabziehen des Kopfes bis zur Nacken-Haar-Grenze: Rechte Hand zieht Kind leicht kaudal, bis die Nacken-Haar-Grenze unter der Symphyse steht. Zeigefinger der linken Hand fixiert lediglich Flexion des Kopfes (kein Zug!)

— Entwicklung des Kopfes: Rechte Hand hebelt das Kind um die Symphyse; dies wird durch Anheben des linken Unterarmes unterstützt. Linke Hand leitet die Entwicklung von Kinn, Gesicht und Hinterhaupt über den Damm (Phase II; ◘ Abb. 6.24). Dammschutz durch Assistenz!

6.9   Manuelle Extraktion

■ **Definition**
Entwicklung einer BEL, bevor der Steiß bis zu den Schulterblattspitzen spontan geboren wurde.

■ **Indikation**
Entwicklung des 2. Zwillings nach innerer kombinierter Wendung auf den Fuß (► Abschn. 5.3).

🛑 **Cave**
Manuelle Extraktion heute nur noch bei Entwicklung des 2. Zwillings vertretbar.

■ **Technik**
Die Technik richtet sich nach der Lage des Kindes.
— Unvollkommene Fußlage, vorderer Fuß vorliegend:
  — Zeige- und Mittelfinger einer Hand fassen den Unterschenkel oberhalb des Knöchels und bringen den Fuß vor die Vulva
  — Ist der Unterschenkel entwickelt, wird er mit der ganzen Hand umfasst (Daumen auf die Wade). Die Wade muss nach ventral zeigen, damit die Drehung des Rückens nach hinten vermieden wird
  — Nachgreifen mit der freien Hand und am Unter- und Oberschenkel hochklettern. Zugrichtung steil nach unten, bis die vordere Hüfte geboren ist (Phase I; ◘ Abb. 6.25)
  — Nach Entwicklung der vorderen Hüfte ändert sich die Zugrichtung steil nach oben, um die hintere Hüfte über den Damm zu bringen
  — Sobald in die hintere Hüftbeuge zu fassen ist, hakt sich dort der Zeigefinger der freien Hand ein (Phase II; ◘ Abb. 6.26)
  — Nach Lösung des hinteren Beines umfassen beide Hände die Oberschenkel und ziehen weiter, bis die Spitze des vorne gelegenen Schulterblattes sichtbar wird
  — Es schließen sich Manualhilfe mit klassischer Armlösung und Kopfentwicklung nach Veit-Smellie an

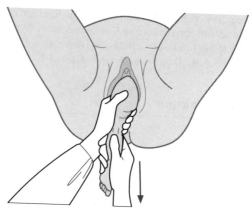

Abb. 6.25 Manuelle Extraktion (Phase I)

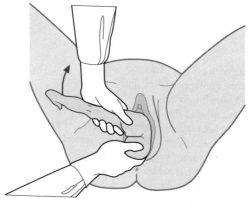

Abb. 6.26 Manuelle Extraktion (Phase II)

— Unvollkommene Fußlage, hinterer Fuß vorliegend:
  — Zugrichtung steil nach unten, bis zuerst die hintere und anschließend die vordere Hüfte entwickelt ist
  — Mit Zeigefinger der freien Hand in der vorderen Hüfte einhaken
  — Weiteres Vorgehen (s. oben)

6.10 Schulterdystokie

■ **Definition**
Geburtsstillstand nach Geburt des Kopfes durch regelwidrige Einstellung der Schultern. Man unterscheidet:
- Hohe Schulterdystokie (hoher Schultergeradstand): Schulterbreite steht über Beckeneingang gerade bzw. die vordere Schulter bleibt oberhalb der Symphyse hängen
- Tiefe Schulterdystokie (tiefer Schulterquerstand): Schulterbreite hat sich auf Beckenboden im queren Durchmesser eingestellt

■ **Komplikation**
- Fetale Asphyxie (Mortalität 2–16 %!)
- Trauma des Kindes mit Plexuslähmung, Klavikulafraktur, Humerusfraktur, Epiphysenlösung, Schulterdistorsion, Schiefhals
- Trauma der Mutter mit schweren Rissverletzungen des Geburtskanals und im kleinen Becken, Uterusruptur

■ **Ursache**
Ausbleibende Schulterrotation im Beckeneingang und auf Beckenboden. Risikofaktoren hierfür sind:
- Makrosome Kinder (>4000 g)
- Adipositas und/oder Diabetes mellitus der Mutter
- Schulterdystokie bei vorausgegangener Geburt (10 % Wiederholungsrisiko!)

❶ **Cave**
Die Prävalenz beträgt 3 % bei Geburtsgewicht >4000 g und 40 % bei Geburtsgewicht >5000 g.

■ **Klinik**
- Geburtsstillstand nach Austritt des Kopfes
- Äußere Drehung des Kopfes bleibt bei tiefer Schulterdystokie aus
- Kopf »wie auf Vulva gepresst« bei hoher Schulterdystokie

❶ **Cave**
Solange die Schulter eingekeilt ist, kein Wehenmittel, kein Zug am Kopf oder Druck auf den Fundus uteri.

Sofortmaßnahmen

- Hohe Schulterdystokie:
  - Geburtshelfer (Fach-/Oberarzt), Anästhesist und Pädiater über Notruf verständigen
  - Erweiterung der Episiotomie nach lateral (Schuchardt-Schnitt, ◘ Abb. 6.3)
  - McRoberts-Manöver: Überstrecken nach dorsal und rasches Beugen nach abdominal der aus den Beinhaltern herausgenommenen Beine in den Hüftgelenken durch Hilfsperson. Manöver kann mehrmals wiederholt werden (◘ Abb. 6.27)
  - Notfalltokolyse: Fenoterol (Partusisten intrapartal) 25 µg (1 Amp.) mit 4 ml 0,9 % NaCl verdünnen und langsam über 2–3 min i.v., Wiederholung einmal möglich
  - Rubin-Manöver: Beckenhochlagerung und Versuch, durch suprasymphysären Druck von außen die Schultern zu rotieren
  - Relaxierung durch Vollnarkose
  - Innere Rotation der vorderen Schultern in den schrägen bzw. queren Durchmesser: Beckenhochlagerung, Eingehen mit 2 Fingern der rechten (I. SL) bzw. der linken Hand (II. SL) am kindlichen Rücken. Druck auf die vordere Skapula, um die Schulterbreite in den queren Durchmesser zu bringen. Eine Hilfsperson unterstützt die Rotation von außen (◘ Abb. 6.28).
  - Entwicklung des hinteren Armes: Eingehen auf der Bauchseite des Kindes mit der rechten (II. SL) bzw. der linken Hand (I. SL). Der hintere Arm des Kindes wird an der Bauch- und Brustwand möglichst weit heruntergewischt, damit flektiert, und kann jetzt extrahiert werden. Die Entwicklung des Armes mit der hinteren Schulter erfolgt über die Kreuzbeinhöhle, dadurch Verminderung der Schulterbreite, sodass Entwicklung der vorderen Schulter möglich wird (◘ Abb. 6.29, ◘ Abb. 6.30).
  - Falls kein Erfolg, erneuter Versuch, die vordere Schulter von außen in den queren Durchmesser zu rotieren
  - Zavanelli-Manöver als Ultima ratio: Der schon geborene Kopf wird unter i.v.-Tokolyse und extremer Beckenhochlagerung in den Geburtskanal gedrängt und das Kind anschließend durch Sectio caesarea entwickelt
- Tiefe Schulterdystokie:
  - Geburtshelfer (Fach-/Oberarzt), Anästhesist und Pädiater über Notruf verständigen
  - Erweiterung der Episiotomie nach lateral
  - Überstrecken nach dorsal und rasches Beugen nach abdominal der aus den Beinhaltern herausgenommenen Beine in den Hüftgelenken durch Hilfsperson. Manöver kann mehrfach wiederholt werden

▼

– Relaxierung durch Vollnarkose
– Die Schultern werden mit der eingeführten Hand in den geraden Durchmesser gebracht, sodann Zug am kindlichen Kopf durch Druck auf den Fundus uteri unterstützen

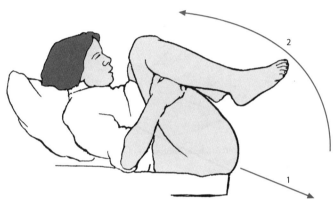

■ **Abb. 6.27** McRoberts-Manöver: Durch Hilfsperson Beine in der Hüfte nach dorsal überstrecken (1), danach rasches Beugen in den Hüftgelenken (2)

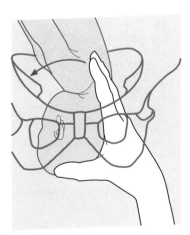

■ **Abb. 6.28** Innere Rotation der vorderen Schulter bei hoher Schulterdystokie

6

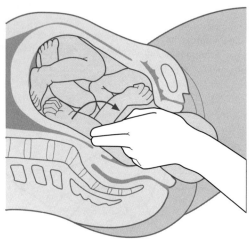

■ **Abb. 6.29** Flexion des hinteren Armes bei hoher Schulterdystokie

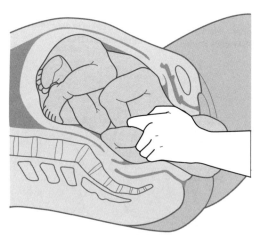

■ **Abb. 6.30** Extraktion des hinteren Armes bei hoher Schulterdystokie

> ⓘ **Cave**
> Genaueste Dokumentation, insbesondere bei hoher Schulterdystokie!

- **Dokumentation**
  - Zeitpunkt der Diagnosestellung
  - Zeitpunkt der Verständigung und des Eintreffens von Fach-/Oberarzt, Anästhesist und Pädiater
  - Exakter Operationsbericht mit zeitlichen Angaben und geburtshilflichen Befunden und Maßnahmen

6.11 Tokolyse

- **Definition**

Hemmung der Wehentätigkeit durch Gabe von uterusrelaxierenden Mitteln. Man unterscheidet:
  - Notfalltokolyse (Akuttokolyse)
  - Tokolyse (Langzeittokolyse)

- **Indikation**
  - Notfalltokolyse:
  Intrauterine Asphyxie, drohende Uterusruptur, Nabelschnurvorfall, Überbrückung bis zur sekundären Sectio caesarea, hohe Schulterdystokie
  - Tokolyse:
  Drohende Frühgeburt (24.–34. SSW), Wendungsoperation

- **Kontraindikation**
  - Absolute Kontraindikation:
  Herzvitium, Kardiomyopathie, Myokarditis, pulmonale Hypertonie, schwere Bronchitis, Pneumonie, Niereninsuffizienz, Ileussymptomatik, Glaukom, Amnioninfektionssyndrom, schwere Blutung bei Placenta praevia, schwere Hyperthyreose, Hyperkalzämie
  - Relative Kontraindikation:
  Herzrhythmusstörung, Hypertonie, Hypotonie, Hypokaliämie, Diabetes mellitus, entzündliche Erkrankungen unterschiedlicher Genese, chronische Plazentainsuffizienz

- **Diagnostik und Überwachung**
  - RR, Puls und Atemfrequenz
  - EKG
  - CTG

— Bilanzierung Ein- und Ausfuhr (Gewicht!)
— Körpertemperatur
— Labor: BB, GOT, GPT, LDH, Bilirubin, Elektrolyte (Kalium!), Harnstoff, Kreatinin, Gerinnungsstatus (Quick, PTT, PTZ, Thrombozyten)

- **Durchführung**
— Notfalltokolyse:
Fenoterol (Partusisten intrapartal) 25 µg (1 Amp.) mit 4 ml 0,9 % NaCl verdünnen und langsam über 2–3 min i.v., Wiederholung einmal möglich
— Tokolyse:
Fenoterol (Partusisten) 2 mg (4 Amp.) und Magnesiumsulfat (Mg-5-Sulfat-Amp. 50 % entspricht 5 g/10 ml) 20 g (4 Amp.) auf 500 ml 0,9 % NaCl über Perfusor 15–45 ml/h (1–3 µg/min) i.v., Dosierung nach Wirkung

- **Nebenwirkungen**
— Übelkeit, Schwindel, Kopfschmerz, Unruhe, Angstgefühl, Tremor
— Tachykardie, Extrasystolie
— Dyspnoe
— Oligurie (Gewicht!)
— Erhöhung der Leberwerte

❗ **Cave**
Lungenödem unter Tokolyse ist die gefährlichste Komplikation.

6.12 Anwendung von Prostaglandinen

- **Indikation (Notfallindikation)**
— Schwere Uterusperforation (▶ Abschn. 3.2) zur Reduktion der Blutung durch Uterustonisierung
— Abort mit starker Blutung (▶ Abschn. 4.1) zur intra- und postoperativen Uterustonisierung
— Septischer Abort (▶ Abschn. 4.1) zur Weheninduktion und postoperativen Uterustonisierung
— Blasenmole mit starker Blutung (▶ Abschn. 4.3) zur intra- und postoperativen Uterustonisierung
— Intrauteriner Fruchttod (▶ Abschn. 4.10) zur Zervixreifung und Weheninduktion
— Atonische Nachblutung (▶ Abschn. 5.11) zum Sistieren der Blutung durch Uterustonisierung

■ **Kontraindikation**

Prostaglandinallergie, Status asthmaticus, Glaukom, Thyreotoxikose, Colitis ulcerosa, Epilepsie, Fieber bei Infektion, akutes Ulcus ventriculi, vorausgegangene Uterusoperation

■ **Therapie**
- Schwere Uterusperforation: Sulproston (Nalador-500) 500 μg (1 Amp.) auf 250 ml 0,9 % NaCl über Perfusor 120–500 ml/h (5–17 μg/min) i.v.
- Abort mit starker Blutung: Sulproston (Nalador-500) 500 μg (1 Amp.) auf 250 ml 0,9 % NaCl über Perfusor 50–500 ml/h (2–17 μg/min) i.v. intra- bzw. postoperativ, Dosierung nach Wirkung (max. 1500 μg/24 h)
- Septischer Abort: Sulproston (Nalador-500) 500 μg (1 Amp.) auf 250 ml 0,9 % NaCl über Perfusor 50–250 ml/h (2–8 μg/min) i.v.
- Blasenmole mit starker Blutung: Sulproston (Nalador-500) 500 μg (1 Amp.) auf 250 ml 0,9 % NaCl über Perfusor 50–250 ml/h (2–8 μg/min) i.v. intra- bzw. postoperativ, Dosierung nach Wirkung
- Intrauteriner Fruchttod:
    - Zervixreifung: Gemeprost (Cergem) 1 mg Vaginaltablette alle 3–6 h (max. 5 mg/24 h)
    - Weheninduktion: 6–8 h nach Gemeprost (Cergem) Gabe von Sulproston (Nalador-500) 500 μg (1 Amp.) auf 250 ml 0,9 % NaCl über Perfusor 50–250 ml/h (2–8 μg/min) i.v.
- Atonische Nachblutung:
    - Sulproston (Nalador-500) 500 μg (1 Amp.) auf 250 ml 0,9 % NaCl über Perfusor 250–500 ml/h (8–17 μg/min) i.v., kurzfristige Steigerung bis auf 1000 ml/h (34 μg/min) möglich, danach Dosierung nach Wirkung (max. 1500 μg/24 h)

■ **Nebenwirkungen**

Übelkeit, Benommenheit, Ober- und Mittelbauchspasmen, Bronchospasmus, pulmonale Hypertonie, Bradykardie, Kreislaufkollaps, sehr selten anaphylaktische Reaktion

6.13 Lokalanästhesie des Dammes

■ **Indikation**

Episiotomie, kleiner Labien-, Scheiden- und Dammriss.

■ **Technik**
- Material:
  Injektionskanüle 20–22 G, 10-ml-Spritze, 10 ml 1%iges Lidocain, Desinfektionsspray, sterile Handschuhe

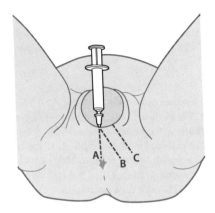

◘ Abb. 6.31 Lokalanästhesie des Dammes. Mediane Episiotomie (A). Mediolaterale Episiotomie (B). Laterale Episiotomie (C)

— Durchführung:
Der Damm wird von der hinteren Kommissur aus in Richtung der geplanten Episiotomie breitflächig infiltriert (◘ Abb. 6.31)

6.14 Pudendusblockade

■ **Definition**
Leitungsblockade des N. pudendus und seiner Endäste (Nn. rectales, Nn. perineales, Nn. labiales). Durch Anästhesie des unteren Scheidendrittels, der Vulva, des Perineums und mit Relaxation der Beckenbodenmuskulatur (M. levator ani) erfolgt eine Schmerzausschaltung in der späten Austreibungsphase.

■ **Indikation**
Spontangeburt mit und ohne Episiotomie, Frühgeburt, BEL, vaginal-operative Entbindung, Versorgung von Scheiden-Damm-Riss

■ **Technik**
— Material:
10–20 cm lange Injektionskanüle mit Führungshülse (Iowa-Trompete), 20-ml-Spritze, 20 ml 1%iges Lidocain, sterile Handschuhe
— Durchführung (◘ Abb. 6.32):
— Tasten der Spina ischiadica mit Zeige- und Mittelfinger

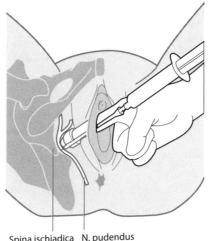

Spina ischiadica   N. pudendus

☐ **Abb. 6.32** Pudendusblockade

— Transvaginales Einführen der Injektionskanüle über die Führungshülse
— Punktionsstelle liegt ca. 1 cm kaudal medial der Spina ischiadica
— Durchstechen der Vaginalwand ca. 0,5 cm (Iowa-Trompete mit passender Injektionskanüle limitiert Einstichtiefe)
— Aspirationsversuch
— Injektion von jeweils 10 ml 1%igem Lidocain auf linker und rechter Seite

6.15 Periduralanästhesie

■ **Definition**
Regionalanästhesie durch Injektion eines Lokalanästhetikums in den Periduralraum des Lendenwirbelkanals, sodass die Rückenmarksegmente Th6–S3 blockiert werden können. Die Methode kann als Einzelinjektion (»single shot«) oder als Katheterperiduralanästhesie eingesetzt werden; sie dient der Schmerzausschaltung in der Eröffnungs- und Austreibungsperiode.

■ **Indikation**
Starker Geburtsschmerz, Frühgeburt, BEL, Gemini, vaginal-operative Eingriffe (VE, Forzeps, instrumentelle Nachtastung), Sectio caesarea, Zervixdystokie, Hypertonie, Asthma bronchiale, Diabetes mellitus, Präeklampsie, Plazentainsuffizienz

■ **Kontraindikation**

Nabelschnurvorfall, vorzeitige Plazentalösung, drohende Uterusruptur, multiple Sklerose, diabetische Polyneuropathie, degenerative Rückenmarkerkrankung, Epilepsie, Sepsis, Gerinnungsstörung, schwere Hypotonie ($RR_{syst.}$ <80 mmHg), Volumenmangelschock

■ **Diagnostik und Überwachung**
— RR und Puls
— Bilanzierung Ein- und Ausfuhr, Diurese >0,5 ml/kg KG/h erforderlich
— CTG
— Labor: BB, Gerinnungsstatus (Quick, PTT, PTZ, Thrombozyten)

■ **Technik**
— Material:
  Tuohy-Nadel 18 G, Periduralkatheter, 2-ml-, 5-ml-, 10-ml-Spritzen, Drehkonnektor, 22-µ-Millpore-Bakterienfilter, Injektionskanülen 18–22 G, Tupfer, 0,125–0,5%iges Bupivacain (Carbostesin), 1%iges Mepivacain (Scandicain), Kompressen, steriles Abdecktuch, Verbandsmaterial, sterile Handschuhe, Desinfektionsspray. Notfallausrüstung mit Narkosegerät, Defibrillator, Intubationsset, Notfallmedikamente
— Durchführung:
  — Venöser Zugang, großlumige periphere Verweilkanüle, Infusion von 500 ml kristalloider Infusionslösung (Hypotensionsprophylaxe!)
  — Patientin in Linksseitenlage oder aufsitzend im Kreißbett, in beiden Positionen soll Rücken stark nach vorn gekrümmt sein (»Katzenbuckel«)
  — Großflächige Desinfektion des Rückens und der Punktionsstelle
  — Punktionsstelle zwischen L2/3 oder L3/4 (Verbindungslinie der beiden Beckenkämme)
  — Lokalanästhesie des Punktionsweges mit 5 ml 1%igem Mepivacain, fächerförmige Infiltration zwischen den Dornfortsätzen bis zu einer Tiefe von 2 bis 3 cm
  — Punktion mit Tuohy-Nadel (Schliff der Kanüle zeigt nach lateral), auf die eine mit 0,9 % NaCl gefüllte 5-ml-Spritze aufgesetzt ist. Die Identifikation des Periduralraumes erfolgt durch abruptes Nachlassen des Punktionswiderstandes (Widerstandsverlustmethode). Nach Punktion des Periduralraumes wird der Kanülenschliff nach kranial gedreht (◘ Abb. 6.33)
  — Einführen des Periduralkatheters max. 4 cm in den Periduralraum
  — Durchspülen des Katheters mit 0,9 % NaCl und Aspirationsversuch (Blut, Liquor?)
  — Zwischenschalten des Bakterienfilters an Periduralkatheter
  — Testdosis: Injektion von 2 ml 0,25 % Bupivacain

6.15 · Periduralanästhesie

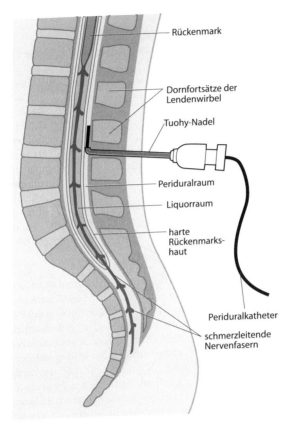

Rückenmark

Dornfortsätze der
Lendenwirbel

Tuohy-Nadel

Periduralraum

Liquorraum

harte
Rückenmarks-
haut

Periduralkatheter

schmerzleitende
Nervenfasern

◘ **Abb. 6.33** Periduralanästhesie

- Nach 5 min Injektion von 10 ml 0,25 % Bupivacain zur Schmerzbekämpfung unter der Geburt, Wirkungsdauer 2–3 h
- Nachinjektion (»Nachspritzen«): 8–10 ml 0,25- bis 0,25%iges Bupivacain in Seitenlage. Die Zeitintervalle zwischen den Nachinjektionen werden mit höherer Konzentration des Lokalanästhetikums länger
- Perineale Analgesie für die Austreibungsperiode oder bei vaginal-operativen Eingriffen (»Aufspritzen«, »Schlussdosis«): 8–10 ml 0,25- bis 0,5%iges Bupivacain in sitzender oder halbsitzender Position

■ **Komplikation**

— Häufigste Komplikation: Abfall des $RR_{syst.}$ <100 mmHg!

— Intravasale Injektion: Herz-Kreislauf-Insuffizienz, zerebraler Krampfanfall, bei Testdosis mäßige Symptomatik

— Subarachnoidale Injektion: Totale Spinalanästhesie mit Atemlähmung, bei Testdosis mäßige Ateminsuffizienz

Notfallversorgung des Neugeborenen

❶ Cave

Der Geburtshelfer ist primär für die Versorgung des Neugeborenen im Kreißsaal verantwortlich. Bei einem beeinträchtigten Zustand des Neugeborenen muss er die Verantwortung an Neonatologen oder Anästhesisten übertragen.

Der Zustand des Neugeborenen wird nach dem Apgar-Schema (❏ Tab. 7.1) und dem pH-Wert in der Nabelarterie beurteilt (❏ Tab. 7.2). Werden Reanimationsmaßnahmen notwendig, müssen diese außerdem erfasst werden (❏ Tab. 7.3).

❏ **Tab. 7.1** Zustandsbeurteilung nach Virginia Apgar

Apgar-Schema			
Punkte	0	1	2
Hautfarbe	Blass, blau	Stamm rosig, Extremitäten blau	Komplett rosig
Herzfrequenz	Fehlend	<100/min	>100/min
Reflexe	Fehlend	Reduziert	Kräftig
Muskeltonus	Keine Spontanbewegung	Geringe Flexion der Extremitäten	Aktive Bewegungen
Atmung	Fehlend	Beeinträchtigt	Kräftiges Schreien
Bewertung		7–10 Punkte: guter Zustand	
Der Zustand ist nach 1, 5 und 10 min zu bewerten		4–6 Punkte: mäßig beeinträchtigter Zustand	
		0–3 Punkte: schlechter Zustand	

❏ **Tab. 7.2** pH-Werte in der Nabelarterie und Bewertung

Nabelarterien-pH	Bewertung
≥7,35	Optimale Azidität
7,34–7,20	Noch normale Azidität
7,19–7,10	Leichte Azidose
7,09–7,00	Mittelgradige Azidose
<7,0	Schwere Azidose

Maßnahmen	1 min	5 min	10 min
Atemunterstützung (CPAP)			
Maskenbeatmung			
Intubation			
Sauerstoffgabe			
Medikamentengabe			
Herzdruckmassage			
Surfactantgabe			

◻ **Tab. 7.3** Dokumentation von Reanimationsmaßnahmen

7.1 Perinatale Asphyxie

■ **Definition**
»Perinatale Asphyxie« ist die Bezeichnung, mit der der Zustand einer Hypoxie und/ oder Ischämie mit Azidose vor und unter der Geburt beim Kinde beschrieben wird. Hypoxie bedeutet ein Missverhältnis zwischen Sauerstoffangebot und -verbrauch; bei der Ischämie liegt zusätzlich zum Sauerstoffmangel ein Substratmangel des Gewebes vor. Dauer und Stärke der unzureichenden Versorgung beeinflussen das Ausmaß der Schädigung beim Feten oder Neugeborenen.

Als Risikofaktoren für eine Asphyxie gelten:
- Kindlich-plazentare Ursachen: Frühgeburt, Mehrlingsgeburt, BEL, Geburtstrauma, vaginal-operative Entbindung, vorzeitige Plazentalösung, sekundäre Sectio caesarea, protrahierte Geburt, echte Übertragung, Nabelschnurvorfall, intrauterine Wachstumsretardierung, Anämie, Hydrops fetalis
- Mütterliche Ursachen: Diabetes mellitus, Präeklampsie, HELLP-Syndrom, Nikotin-, Alkohol-, Drogenabusus, Amnioninfektionssyndrom, Schilddrüsenerkrankungen, Uterusruptur, Unfalltrauma

Man unterscheidet Neugeborene mit:
- Primärer Apnoe: Folge einer kurz andauernden Asphyxie. Blutdruck noch gut, Hypoxie manifestiert sich als Zyanose (»blaue Asphyxie«). Atmung setzt meist selbstständig ein, evtl. Unterstützung der postnatalen Anpassung notwendig
- Sekundärer Apnoe: Folge einer lang andauernden Asphyxie oder unzureichenden Unterstützung bei primärer Apnoe. Neugeborene haben niedrigen Blutdruck und sind blass (»weiße Asphyxie«). Aktive Intervention ist dringend notwendig

7.1.1 Neonatologische Erstversorgung

In Abhängigkeit von der Schwere der postnatalen Beeinträchtigung sind folgende Maßnahmen notwendig:

- Unterstützung der postnatalen Anpassung (▶ Abschn. 7.2.1)
- Kardiopulmonale Reanimation (▶ Abschn. 7.2.2)
- Hypothermiebehandlung (◘ Abb. 7.1)

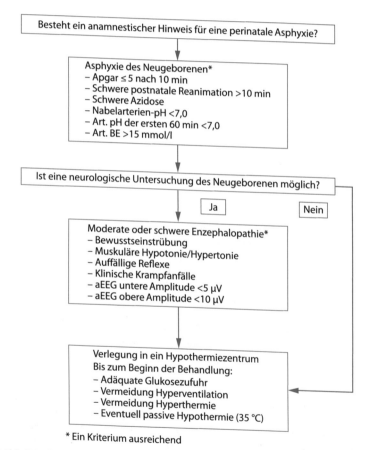

Besteht ein anamnestischer Hinweis für eine perinatale Asphyxie?

Asphyxie des Neugeborenen*
- Apgar ≤5 nach 10 min
- Schwere postnatale Reanimation >10 min
- Schwere Azidose
- Nabelarterien-pH <7,0
- Art. pH der ersten 60 min <7,0
- Art. BE >15 mmol/l

Ist eine neurologische Untersuchung des Neugeborenen möglich?

Ja   Nein

Moderate oder schwere Enzephalopathie*
- Bewusstseinstrübung
- Muskuläre Hypotonie/Hypertonie
- Auffällige Reflexe
- Klinische Krampfanfälle
- aEEG untere Amplitude <5 μV
- aEEG obere Amplitude <10 μV

Verlegung in ein Hypothermiezentrum
Bis zum Beginn der Behandlung:
- Adäquate Glukosezufuhr
- Vermeidung Hyperventilation
- Vermeidung Hyperthermie
- Eventuell passive Hypothermie (35 °C)

* Ein Kriterium ausreichend

◘ **Abb. 7.1** Algorithmus zur Notwendigkeit einer Hypothermiebehandlung

> ⏱ **Cave**
> Frühzeitiger Beginn der Hypothermiebehandlung (<6 h post partum) bestimmt das neurologische Langzeitergebnis maßgeblich.

7.1.2 Voraussetzungen für die Erstversorgung

- **Geräte und Instrumente der Reanimationseinheit**
- Reanimationstisch mit Wärmestrahler, Lichtquelle, Beatmungsgerät, Absaugvorrichtung, APGAR-Uhr, Pulsoxymeter, Temperatursonde/Thermometer, Säuglingsstethoskop
- Laryngoskop mit geradem Spatel (Gr. 0 und 1), Magill-Zange (für Säuglinge)
- Endotrachealtubi (Charr 10, 12, 14, 15 oder 2,0–3,5 mm)
- Absaugkatheter (Charr 6, 8, 10, 12 = weiß, für Mekonium), Mekoniumadapter
- Kinderbeatmungsbeutel mit PEEP-Ventil, Beatmungsmasken für Neugeborene
- 2- bis 10-ml-Spritzen, Injektionskanülen G 20
- Abbocath/Neoflon (G 24) mit Babymix, Infusionsset
- Nabelgefäßkatheter und steriles Katheterset (Knopfsonden, kleine Klemmen, anatomische und chirurgische Pinzette, Scheren, Skalpell, Lochtuch/ sterile Windeln, Nahtmaterial 2/0 atraumatisch, Tupfer)
- Haut- und Händedesinfektionsmittel
- Steriles Verbandsmaterial
- 2 trockene, gewärmte, weiche Tücher
- Nabelklemmen
- Handschuhe (steril und unsteril)

- **Medikamente der Reanimationseinheit**
- Glukose 10, 20 %, NaCl 0,9 %-Lsg.
- Adrenalin (Suprarenin 1:1000) Amp.
- Naloxon (Narcanti Neonatal) 0,4 mg Amp.
- Kalziumglukonat (Calcium-Sandoz 10 %) 10 ml Amp.
- Surfactant

- **Pädiater/Neonatologe im Kreißsaal primär zur Geburt**
- Sectio caesarea
- Vaginal-operative Entbindung
- Vaginale BEL
- Fetale Azidose (MBU pH <7,15)
- Früh- bzw. Mehrlingsgeburt
- Intrauterine Wachstumsretardierung (<2000 g)
- V. a. Fehlbildungen/fetale Störungen (z. B. V. a. Hydrops fetalis)

- ▬ Schwerer mütterlicher Diabetes mellitus
- ▬ Mekoniumhaltiges Fruchtwasser
- ▬ Alle kindlichen Probleme, die sich zur Geburt abzeichnen (Nabelschnurvorfall, Schulterdystokie u. a.)

- ▪ **Pädiater/Neonatologe im Kreißsaal sekundär bei postnatalen Störungen**
- ▬ Apgar ≤6 nach 1 min, Nabelarterien-pH <7,10
- ▬ Atemstörungen (Tachypnoe >60/min, Apnoe, Knorksen, Stöhnen, Einziehungen)
- ▬ Zyanose
- ▬ Verdacht auf Infektion (blassgraues Hautkolorit, Dyspnoe, Tachykardie, mütterliche Hinweise für Amnioninfektionssyndrom)

7.2   Reanimationsmaßnahmen

7.2.1   Unterstützung der postnatalen Anpassung

- ▪ **Vorbemerkung**
- ▬ Neugeborene müssen meist nicht reanimiert werden, sondern benötigen lediglich eine Unterstützung der Anpassung. Im Mittelpunkt Lungenbelüftung, denn Lungenflüssigkeit muss durch Luft ersetzt werden. Pulmonaler Gasaustausch (Atmung) ist Voraussetzung für Oxygenierung (Hautfarbe), dadurch Herzaktivität (Herzfrequenz)
- ▬ Zusätzliche Gabe von Sauerstoff kann schaden! O_2-Sättigungswerte der Neugeborenen in ersten Lebensminuten physiologisch niedrig. Gabe von Sauerstoff zu dieser Zeit meist nicht notwendig, dadurch eher späteres Einsetzen der Spontanatmung

- ▪ **Temperaturkontrolle**
Vermeidung von Wärmeverlust hat oberste Priorität und wird erreicht durch:
- ▬ Abtrocknen mit vorgewärmtem Tuch, Wechsel nasser Tücher, Bonding auf Bauch der Mutter mit Decke und Kopfschutz, wenn nötig Wärmebett oder Inkubator. Wärmeschutz auch durch Einpacken in Plastikfolie (Frühgeburten)
- ▬ Wärmestrahler, warmer Raum, Zugluft vermeiden

❶ Cave
Verstärkten Wärmeverlust bei Frühgeburten (<1500 g) durch Einwickeln in Plastikfolie vermeiden.

■ **Überwachung der Vitalparameter**

— Überwachung der Vitalparameter bei beeinträchtigtem Neugeborenen unabdingbar!

— Pulsoxymetrie sehr sinnvoll:
  — Herzfrequenz: in den ersten 3 Lebensminuten konstant >100/min
  — Sauerstoffsättigung: nach 5 min 80–85 %, nach 10 min >90 %

🛇 Cave

Herzfrequenz bester Parameter zur Abschätzung der Effektivität der Reanimationsmaßnahmen.

■ **Freimachen der Atemwege**

— Absaugen:
  — Absaugen ist selten notwendig! **Cave:** Risiko einer vagalen Reizung (Bradykardie)
  — Indikationen zum Absaugen können sein:
    – Blutiges Sekret im Nasen-Rachen-Raum (Auswischen meist effektiver und schneller)
    – Mekoniumhaltiges Fruchtwasser und Anpassungsstörung (bei fehlender Spontanatmung endotracheale Intubation zum Absaugen von Mekonium, keine Maskenbeatmung!)

— Richtige Lagerung:
  Häufigstes Problem ist Verlegung der Trachea durch Flexion des Kindskopfes. Kinn liegt dann auf dem Sternum, die Atemwege sind nicht frei. Abhilfe durch Unterlegen einer Windelrolle unter Schultern

■ **Atemunterstützung**

— In den ersten Lebensminuten wird pulmonale Flüssigkeit durch Luft ersetzt. Durch alveoläre Druckerhöhung kann Flüssigkeit in perialveoläres Interstitium gepresst werden. Dies ist Ziel der Atemunterstützung durch:
  — Blähmanöver: bei fehlender Spontanatmung Erhöhung des Inspirationsdruckes auf 20–25 cm H_2O für 10 s, 2–3 vorsichtige Beutelstöße
  — Sauerstoffapplikation: trotz Atemunterstützung (Anstieg der Herzfrequenz) oder bei Spontanatmung kein Anstieg der O_2-Sättigung (bei fehlender Verbesserung der O_2-Sättigung an Herzfehler denken!)
  — CPAP: Beatmung mit kontinuierlichem positivem Atemwegsdruck (»Continuous positive airway pressure«)

7.2.2 **Kardiopulmonale Reanimation**

■ **Beatmung**

Bei Vorliegen einer sekundären Apnoe ist Atemunterstützung meist nicht ausreichend. Durch Maskenbeatmung können die Vitalfunktionen aufrechterhalten werden. Intubation kann dann bei stabilerem Zustand erfolgen.

– Maskenbeatmung (◘ Abb. 7.3): Passgerechte Maske, die Mund und Nase umschließt. Inspirationsdruck für 0,3–0,5 s mit 20 cm H_2O. Beatmungsgerät zeigt an, dass Druck aufgebaut wird, Thorax hebt sich, Herzfrequenz steigt. Fehlender Anstieg der Herzfrequenz: Optimierung der Beatmung! Häufigste Fehler sind: Maskenleck, zu starkes Aufdrücken der Maske (vagale Reizung und Bradykardie), unzureichende Deflexion des Kopfes (Verlegung der Atemwege)
– Rachentubus: gelingt Maskenbeatmung nicht, Tubus (3–3,5 mm) durch Nase in Pharynx schieben (4–5 cm Tiefe)
– Intubation: Notwendigkeit bei längerer Beatmung, Gabe von intratrachealen Medikamenten (Surfactant), instabiler Zustand des Neugeborenen. Es besteht die Möglichkeit der orotrachealen Intubation (einfacher durchzuführen) oder der nasotrachealen Intubation (bessere Fixierung des Tubus für den Transport)
– Orotracheale Intubation (◘ Abb. 7.2):
  – Neugeborenes in Rückenlage, Schultern durch untergeschobenes Tuch leicht erhöht, Kopf in Mittelstellung oder mit geringer Deflektion
  – Mund, Rachen und Magen kurz absaugen
  – Kind mit Maske voroxygenieren
  – Laryngoskop mit Daumen, Zeige- und Mittelfinger der linken Hand fassen. Der 4. und 5. Finger dieser Hand liegen am Kinn bzw. drücken auf das Zungenbein des Kindes
  – Laryngoskopspatel über rechten Mundwinkel einführen, Zunge nach links drängen. Vorsicht, hierbei Zahnleiste nicht verletzen!
  – Laryngoskopspatel vorsichtig vorschieben, sodass Epiglottis sichtbar wird
  – Epiglottis durch Zug parallel zum Laryngoskopgriff anheben, bis Stimmbänder sichtbar werden. Darstellung wird durch Druck auf das Zungenbein erleichtert
  – Nochmaliges Absaugen, falls Schleim und Mekonium die Sicht behindern
  – Mit der rechten Hand Endotrachealtubus entsprechender Größe (◘ Tab. 7.4 Auswahl des richtigen Endotrachealtubus und Absaugkatheters) und mit aufgesetztem Adapter in den Kehlkopfeingang einführen
  – Daumen und Zeigefinger der rechten Hand halten den Tubus in seiner Position, vorsichtiges Entfernen des Laryngoskops
  – Anschluss an Sauerstoffzufuhr am besten durch Assistenz
  – Beatmungsdruck 15–30 cm H_2O (Druck so hoch wählen, dass sich der Thorax anhebt und Auskultation Atemgeräusch ergibt), Beatmungsfrequenz

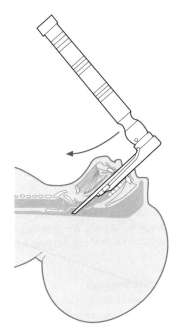

◘ **Abb. 7.2** Technik der orotrachealen Intubation

40–60/min, Verhältnis von Inspirations- zu Exspirationszeit wie 1:2. Bei ungleicher Belüftung der Lungen liegt der Tubus wahrscheinlich in einem Hauptbronchus, dann Tubus leicht zurückziehen

- Kontrolle der Beatmung: Thorax hebt sich seitengleich, bei Auskultation sind die Lungen beiderseits belüftet, Kind wird rosig, Anstieg der Herzfrequenz >100/min
- Tubus durch Heftpflasterstreifen fixieren
- Intubation nicht gelungen: erneuter Intubationsversuch nach zwischenzeitlicher Oxygenierung durch Maskenbeatmung
- Nasotracheale Intubation:
  - Lagerung entsprechend orotrachealer Intubation
  - Tubus anfeuchten oder mit Silikonspray versehen
  - Tubus über unteren Nasengang (am größten) vorschieben
  - Laryngoskop entsprechend orotrachealer Intubation einführen
  - Liegt der Tubus im Hypopharynx, wird seine Spitze mit der Magill-Zange gefasst und durch die Stimmritze in die Trachea vorgeschoben
  - Weiter wie orotracheale Intubation (s. oben)

◻ Tab. 7.4 Auswahl des richtigen Endotrachealtubus und Absaugkatheters

Geburts-gewicht [g]	SSW	Tubusgröße [mm]	Tubuslänge [cm]	Absaugkatheter [Charr]
<750	<26	2,0–2,5	7,0–7,5	4
750–1500	26–29	2,5	7,5–9,0	5
1500–3000	30–36	3,0	9,0–11,0	6
>3000	>36	3,5	11,0–12,0	8

- Surfactant: bei Frühgeburt, mütterlichem Diabetes mellitus, Amnioninfektion, Folge eines Beatmungstraumas ist Gabe von Surfactant indiziert; endotracheale Gabe von exogenem Surfactant sollte frühzeitig erfolgen (Dosierung 100–200 mg/kg KG)

Extrathorakale Herzdruckmassage

Herzdruckmassage bei Neugeborenen ist sehr selten indiziert! Ein fehlender Anstieg der Herzfrequenz ist meist Ausdruck einer ineffektiven Beatmung. Wenn Herzdruckmassage, dann:

- Kompression der unteren Sternumhälfte um 2 cm mit beiden Daumen, während die Hände den Rücken umgreifen (◻ Abb. 7.3)
- Frequenz 100–120/min entsprechend 2 Kompressionen/s!
- Beatmung: Herzdruckmassage wie 1:3, auf 5 Beatmungen kommen 15 Herzkompressionen

Medikamente zur Reanimation

Siehe ◻ Tab. 7.5 Indikationen für wichtige Medikamente

Nabelvenenkatheter

Eine sichere Alternative für die schnelle Applikation von Medikamenten ist das Einführen eines Katheters über die Nabelvene in die untere Hohlvene. Eine korrekte Lage ist wahrscheinlich, wenn Blut leicht aspiriert werden kann. Röntgenologische Kontrolle notwendig!

Die Anlage des Nabelvenenkatheters wird in folgender Weise durchgeführt:

- Nabelschnurstumpf mit Klemme oder Pinzette anheben, mit Band umschlingen
- Desinfektion des Nabelschnurstumpfes und des umliegenden Abdomens, Abdecken mit Lochtuch oder sterilen Windeln
- Nabelschnurstumpf etwa 1 cm oberhalb der Abdominalwand glatt durchtrennen

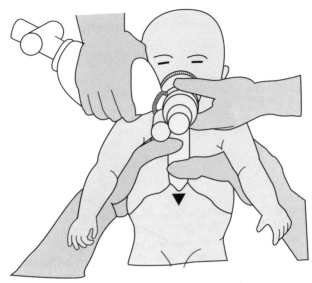

Abb. 7.3 Extrathorakale Herzmassage und Beatmung des Neugeborenen

Tab. 7.5 Indikationen für wichtige Medikamente

Indikation	Medikament	Dosierung
Asystolie/Bradykardie (HF <60/min)	Adrenalin (Suprarenin 1:1000)	Mit 9 ml 0,9 % NaCl (1:10) verdünnen, 0,1 ml/kg KG i.v., 2- bis 3-mal wiederholbar
Volumenmangelschock	NaCl 0,9 %	5- bis 10- bis 20 ml/kg KG i.v.
Akute Anämie	Erythrozytenkonzentrat BG 0/d, ggf. ungekreuzt	15 ml/kg KG i.v.
Opiatabusus der Mutter, Atemdepression	Naloxon (Narcanti Neonatal)	0,1 mg/kg KG i.v. alle 2–3 min, Dosierung nach Wirkung
Fetopathia diabetica, Hypoglykämie	Glukose 10 %	3–7 ml/kg KG/h

◘ **Tab. 7.6** Einführlängen von Nabelvenenkathetern entsprechend Kindsgewicht

Gewichtsklasse [g]	Einführlänge [cm]
<1000	6
1000–1500	7
1500–2000	8
2000–2500	9
>2500	10–12

— Aufsuchen der Nabelvene: Nabelschnurstumpf mit 2 Pinzetten entfalten; die Nabelvene ist das Gefäß mit dem größten Lumen, relativ dünnwandig, im kranialen Bereich der Nabelschnur (zwischen 11 und 2 Uhr) gelegen

— Nabelvene sondieren, Thromben mittels Pinzette entfernen, Nabelschnurstumpf mit Pinzette leicht nach kaudal ziehen, Darstellung des Venenverlaufs mittels Knopfsonde unter nach kranial gerichteten Einführwinkel von ca. 60°

— Unter Beibehaltung des Zuges an der Nabelschnur Einführung des mit 0,9 % NaCl gefüllten Nabelvenenkatheters (Charr 5–8), bis unter leichter Aspiration Blut gewonnen werden kann. Korrekte Katheterlage 1 cm oberhalb des Zwerchfells, Einführlänge abhängig vom Kindsgewicht (◘ Tab. 7.6 Einführlängen von Nabelvenenkathetern entsprechend Kindsgewicht)

7.3   Intensivversorgung von Neugeborenen

■ **Verlegung in Perinatalzentrum**

Gestörte postnatale Adaptation macht eine intensivmedizinische Versorgung des Neugeborenen notwendig. Indikationen für eine Verlegung sind:

— Asphyxie mit Zeichen auf hypoxisch-ischämische Enzephalopathie (Hypothermiebehandlung)

— Respiratorische Anpassungsstörung (Beatmung)

— Anämie mit Transfusionsbedürftigkeit (Hkt <35–40 %)

— Infektion, Sepsis

— Frühgeburt <36. SSW (Inkubator, Überwachung)

— Angeborene Fehlbildungen mit zeitnahem Therapiebedarf (Operation)

— Krampfanfälle (Diagnostik und Therapie)

— Kinder drogenabhängiger Mütter (Gefahr der Entzugssymptomatik)

- Persistierende Zyanose (Diagnostik)
- Persistierende Hypoglykämie

■ **Notwendige Informationen für Kinderärzte**

Informationsweitergabe an den Kinderarzt/Neonatologen auf standardisiertem Formular. Der Kinderarzt benötigt Informationen über:
- Erkrankungen während der Schwangerschaft
- Maßnahmen bei der Erstversorgung des Neugeborenen (◘ Tab. 7.3)
- B-Streptokokken- und Hepatitis-B-Status der Mutter
- Anhalte für Amnioninfektionssyndrom
- Blutgruppe der Mutter
- Medikamentenanamnese der Mutter

■ **Informationen für die Eltern**

Vor der Verlegung sind die Eltern über den Zustand des Kindes zu informieren. Auf alle Fälle sollten sie Gelegenheit erhalten, ihr Kind zu sehen. Weiter sollten die Eltern Informationen erhalten, in welche Klinik die Verlegung erfolgt.

8 Notfallmedikamente des Frauenarztes

□ Tab. 8.1 Wichtigste Notfallmedikamente des Frauenarztes

Handelsname	Wirkstoff	Indikation	Dosierung	Nebenwirkung
Aspirin i.v.	Acetylsalicylsäure	Myokardinfarkt, postoperativer Schmerz, Thrombophlebitis	1 Fl. (500 mg) i.v.	Magen-Darm-Blutung, Bronchospasmus
Beloc	Metoprolol	Tachykardie, Herzrhythmusstörungen, Herzinfarkt	1 Amp. (5 mg) i.v., Wiederholung in 2–10 min	Blutdruck↓, Herzschmerzen, kardiale Leitungsstörung, Geschmacksstörung
Buscopan	Butylscopolamin	Koliken im Magen-, Darm-, Gallen-, Harnwegsbereich	1 Amp. (20 mg) langsam i.v.	Tachykardie, Glaukomanfall, Wärmestau, Miktionsstörung
Calcium Sandoz 10 %	Kalziumglukonat	Tetanischer Anfall	1 Amp. (10 ml) langsam i.v.	Wärmegefühl, Übelkeit, Blutdruck↓, Herzrhythmusstörung
Celestan solubile 4 mg	Betamethason	Lungenreifeförderung bei drohender Frühgeburt	3 Amp. (12 mg) i.m., möglich Wiederholung in 24 h	Übelkeit, Erbrechen, Blutzucker↑
Dipidolor	Piritramid	Starker Schmerz	½–1 Amp. (7,5–15 mg) i.v., Wiederholung nach 6 h	Atemdepression! Bradykardie, Übelkeit, Hypotonie
Dolantin 50	Pethidin	Starker Schmerz	1 Amp. (50 mg) langsam i.v.	Atemdepression! Bradykardie, Bronchospasmus, Übelkeit, Hypotonie, **Cave:** Hirndruck

Dormicum	Midazolam	Analgosedierung	½ Amp. (2,5 mg) langsam i.v.	Atemdepression, Apnoe, Atemstillstand!
Euphylong i.v. 200	Theophyllin	Status asthmaticus	1 Amp. (200 mg) sehr langsam i.v.	Tachykardie, Unruhe, Übelkeit, Blutdruck↓
Faustan	Diazepam	Psychische Erregungszustände, Krampfanfälle, Sedierung bei Notfall	1 Amp. (10 mg) langsam i.v., Wiederholung nach Wirkung	Blutdruck↓, Atemdepression
Lasix	Furosemid	Herzinsuffizienz, Lungenödem, Oligurie, eklamptischer Anfall, Hypertonie	1 Amp. (20 mg) i.v., Wiederholung nach Wirkung	Blutdruck↓, Elektrolytverlust **Cave:** Hypokaliämie
Mg 5-Sulfat Amp. 50 %	Magnesiumsulfat	Frühgeburtsbestrebungen, Eklampsie	Eklampsie: 1 Amp. = 5 g/10 ml, 1 g/h i.v. über Perfusor Tokolyse: 4 Amp. = 20 g auf 500 ml 0,9 % NaCl, davon 15–45 ml/h i.v. über Perfusor	Mg-Überdosierung! **Cave:** Atemstillstand
Methergin	Methylergometrin	Blutung nach Abort, postpartale Blutung, Uterusperforation, Plazentaretention	½ Amp. (0,1 mg) langsam i.v.	Kopfschmerzen, Blutdruck↑↓, Tachykardie, Krampfanfälle

◻ Tab. 8.1 (Fortsetzung)

Handelsname	Wirkstoff	Indikation	Dosierung	Nebenwirkung
Nalador-500	Sulproston	Aborteinleitung, atonische Nachblutung, Uterusperforation	1 Amp. (500 μg) auf 250 ml 0,9 % NaCl, davon 120–500 ml/h i.v. über Perfusor	Spasmen im Ober- und Mittelbauch, Bronchospasmus, Bradykardie, Blutdruck ↓, Lungenödem
Nepresol-Inject	Dihydralazin	Hypertonie, Präeklampsie, Eklampsie	¼–½ Amp. (6,25–12,5 mg) langsam i.v. oder 2 Amp. (50 mg) auf 500 ml 0,9 % NaCl, zunächst 20 ml/h i.v. über Perfusor	Flush, Kopfschmerzen, Tachykardie, Angina pectoris, Hypotonie, **Cave**: intrauterine Asphyxie
Nitrolingual-Pumpspray	Glyceroltrinitrat	Myokardinfarkt, Angina pectoris, Lungenödem, hypertensive Krise	1 Sprühstoß = 0,4 mg Glyceroltrinitrat, 1–3 Spraygaben im Abstand von 30 s	Hypotonie, Kollaps, Kopfschmerz
Novalgin	Metamizol	Starker Schmerz, Nieren-, Gallenkoliken, Fieber	½–1 Amp. (0,5–1 g) langsam i.v.	Blutdruck ↓, Agranulozytose, allergische Reaktion
Partusisten intrapartal	Fenoterol	Notfalltokolyse	1 Amp. (25 μg) auf 4 ml 0,9 % NaCl, dann langsam i.v.	Übelkeit, Schwindel, Kopfschmerz, Tremor, Tachykardie, Extrasystolie, Dyspnoe, Lungenödem

Perfalgan 10 mg/ml Infusionslsg.	Paracetamol	Mäßig starker Schmerz, Fieber	1 Fl. (1000 mg) innerhalb von 15 min i.v.	Unwohlsein, Hypotonie, Urtikaria, anaphylaktischer Schock
Solu-Decortin	Prednisolon	Anaphylaktischer Schock, Status asthmaticus, Hirnödem	250–1000 mg langsam i.v.	Blutdruck ↓ oder ↑, Arrhythmien, Herzstillstand
Suprarenin	Adrenalin	Reanimation, Status asthmaticus, anaphylaktischer Schock, kardiogener Schock	1 Amp. (1 mg = 1 ml) auf 9 ml 0,9 % NaCl, davon 5–10 ml. i.v. oder 3 ml auf 7 ml 0,9 % NaCl, davon 10 ml endotracheal	Tachykardie, Extrasystolie, Kammerflimmern, Hypertonie, Angina pectoris, Tremor
Syntocinon-10 IE	Oxytocin	Weheninduktion, atonische Nachblutung	Atonische Nachblutung: 2–5 Amp. (20–50 IE) auf 500 ml 0,9 % NaCl als Schnellinfusion i.v.	Übelkeit, Erbrechen, Herzrhythmusstörung, Hypotonie, pektanginöse Beschwerden
Tavegil	Clemastin	Allergische Reaktion	1 Amp. (2 mg) langsam i.v.	Sedierung, Tachykardie, Schwindel, Mundtrockenheit
Tavor	Lorazepam	Angst-, Spannungs-, Erregungszustände, Status epilepticus	1 Amp. (2 mg) langsam i.v.	Blutdruck ↑, Halluzination
Tramal	Tramadol	Mittelstarker bis starker Schmerz	1 Amp. (50 mg) langsam i.v.	Schwitzen, Sedierung, Übelkeit
Voltaren Inject	Diclofenac	Entzündung, Schmerz, Dysmenorrhö, Adnexitis	1 Amp. (75 mg) i.m.	Bauchschmerzen, anaphylaktoide Reaktion, Hypotonie, Lokalreaktion

Serviceteil

Literatur

Beck L, Bender HG (1996) Intra- und postoperative Komplikationen in der Gynäkologie und Geburtshilfe. 2. Aufl. Thieme, Stuttgart New York

Breckwoldt M, Kaufmann M, Pfleiderer A (2008) Gynäkologie und Geburtshilfe. 5. Aufl. Thieme, Stuttgart New York

Bundesärztekammer (2011) Reanimation – Empfehlungen für die Wiederbelebung. Dtsch Ärzte-Verlag, Köln

Diedrich K (2006) Gynäkologie und Geburtshilfe. 2. Aufl. Springer, Berlin Heidelberg New York

Doeffinger J, Jesch F (2002) Intensivmedizinisches Notizbuch. 4. Aufl. Wissenschaftliche Verlagsabteilung, Deutsche Abbot, Wiesbaden

Gätje R, Eberle Ch, Scholz Ch, Lübke M, Solbach Ch, Muschel K, Kissler S, Siedentopf F, Sänger N (2011) Kurzlehrbuch Gynäkologie und Geburtshilfe. Thieme, Stuttgart New York

Goerke K, Steller J, Valet A (2010) Klinikleitfaden Gynäkologie Geburtshilfe. 6. Aufl. Fischer, Ulm Stuttgart Jena Lübeck

Pschyrembel W, Dudenhausen JW (2011) Praktische Geburtshilfe. 21. Aufl. de Gruyter, Berlin New York

Pschyrembel W, Strauss G, Petri E (2011) Praktische Gynäkologie. 21. Aufl. de Gruyter, Berlin New York

Stichwortverzeichnis

Printing: Ten Brink, Meppel, The Netherlands
Binding: Stürtz, Würzburg, Germany